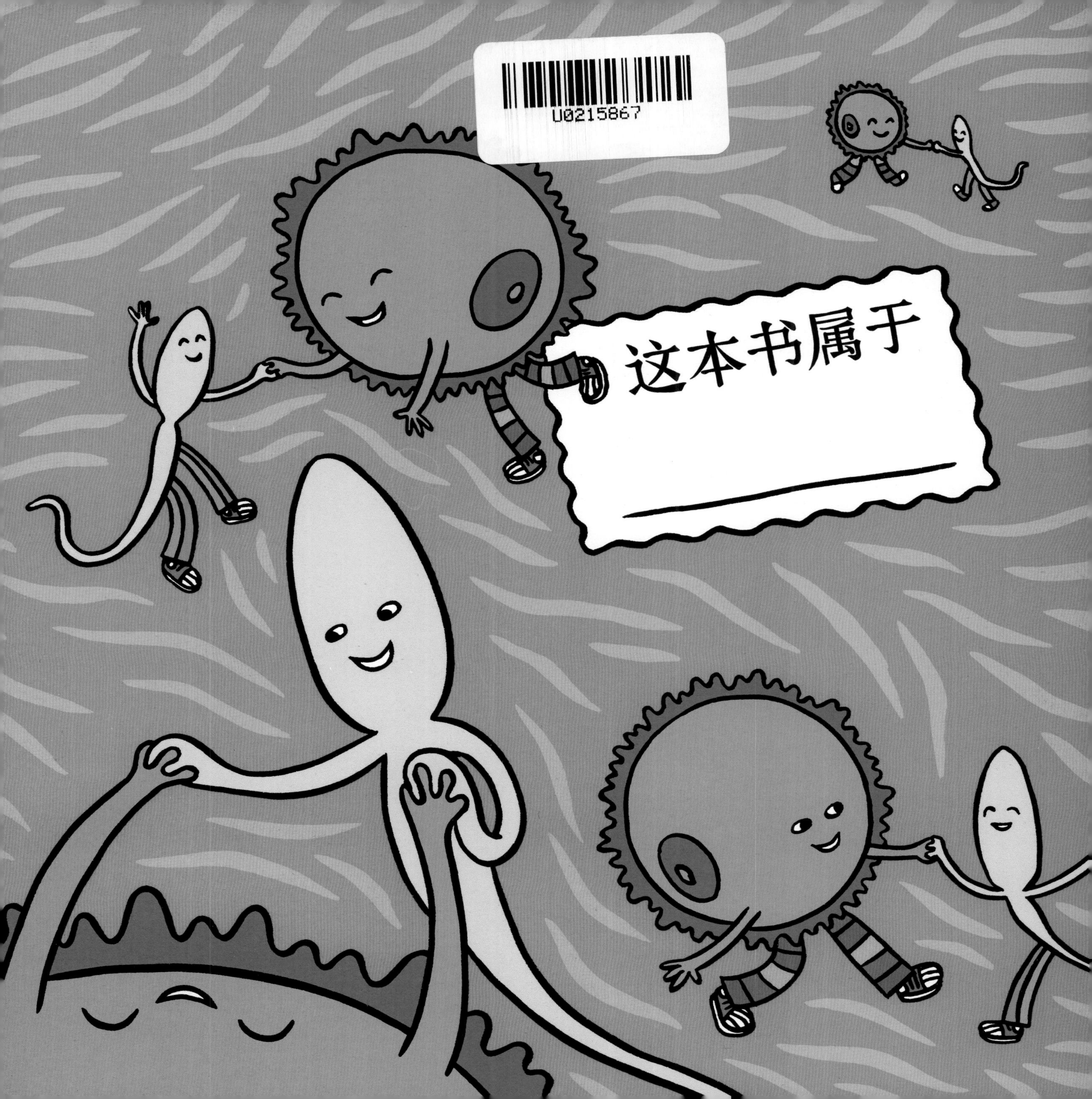
这本书属于

我从哪里来

〔加〕科里·西尔弗伯格◎著　〔加〕菲奥娜·史密斯◎绘　徐　辰◎译

北京科学技术出版社

致阅读本书的大人们

总有一天，孩子会对小宝宝感到很好奇。这通常发生在家里有了新生儿之后（或者当小宝宝即将诞生，大人们都在谈论这件事的时候）。但是，这种好奇心也可能在其他时候表现出来。

孩子们想知道，小宝宝们通常都是从哪里来的。他们也想知道，他们自己是从哪里来的。这是两个不同的问题，有着不同的答案。

一个答案讲述的是孩子们独一无二的故事——他们如何孕育，如何出生。另一个答案阐述的是人类生育的基本知识。这两个问题都很有意义。第一个问题将孩子与其个人生命历史联系在一起，也将孩子与其家庭背景、文化背景和民族背景联系在一起。第二个问题将孩子与每一个小朋友联系在一起，它提醒我们，孩子们的个体差异很重要，不应被抹去，但同时他们共同的生命特征也很重要。

这本书将帮助大人们为孩子讲述第二个故事。故事的内容不涉及性交、人工授精、不育治疗、代孕、领养等内容，但是如果您愿意和孩子分享这些细节，这本书也能为您提供自由选择的空间。

几乎没有人天生就知道怎么与孩子谈论这些事，因此，我附赠一份简单的英文版《家长阅读指南》，您可以通过 www.what-makes-a-baby.com 免费下载或直接与我联系，留下问题或反馈。我很乐意收到您的来信。

非常感谢北京科学技术出版社和译者带来这本书的中文版，为更多读者开启关于生殖与生育的包容性对话。我们希望您能喜欢这个版本，也希望这本书对您的家庭、社区以及日常生活有所帮助。

科里 · 西尔弗伯格、菲奥娜 · 史密斯
2017 年于加拿大多伦多

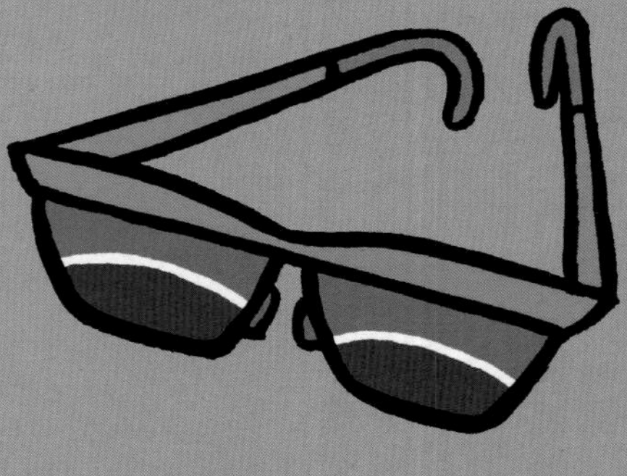

著作权合同登记号 图字：01-2016-6443

图书在版编目（CIP）数据

我从哪里来 / (加)科里·西尔弗伯格著；(加)菲奥娜·史密斯绘；徐辰译. —北京：北京科学技术出版社
2017.5（2024.3 重印）
ISBN 978-7-5304-8656-6

Ⅰ. ①我… Ⅱ. ①科… ②菲… ③徐… Ⅲ. ①生殖医学—儿童读物 Ⅳ. ① R339.2-49

中国版本图书馆 CIP 数据核字（2016）第 291210 号

策划编辑：蔡芸菲
责任编辑：原　娟
封面设计：沈学成
图文制作：沈学成
责任印制：张　良
出 版 人：曾庆宇
出版发行：北京科学技术出版社
社　　址：北京西直门南大街 16 号
邮政编码：100035
ISBN 978-7-5304-8656-6
电　　话：0086-10-66135495（总编室）
0086-10-66113227（发行部）
网　　址：www.bkydw.cn
印　　刷：北京捷迅佳彩印刷有限公司
开　　本：720mm × 950mm　1/12
字　　数：46 千字
印　　张：3.75
版　　次：2017 年 5 月第 1 版
印　　次：2024 年 3 月第 13 次印刷

定　　价：35.00 元

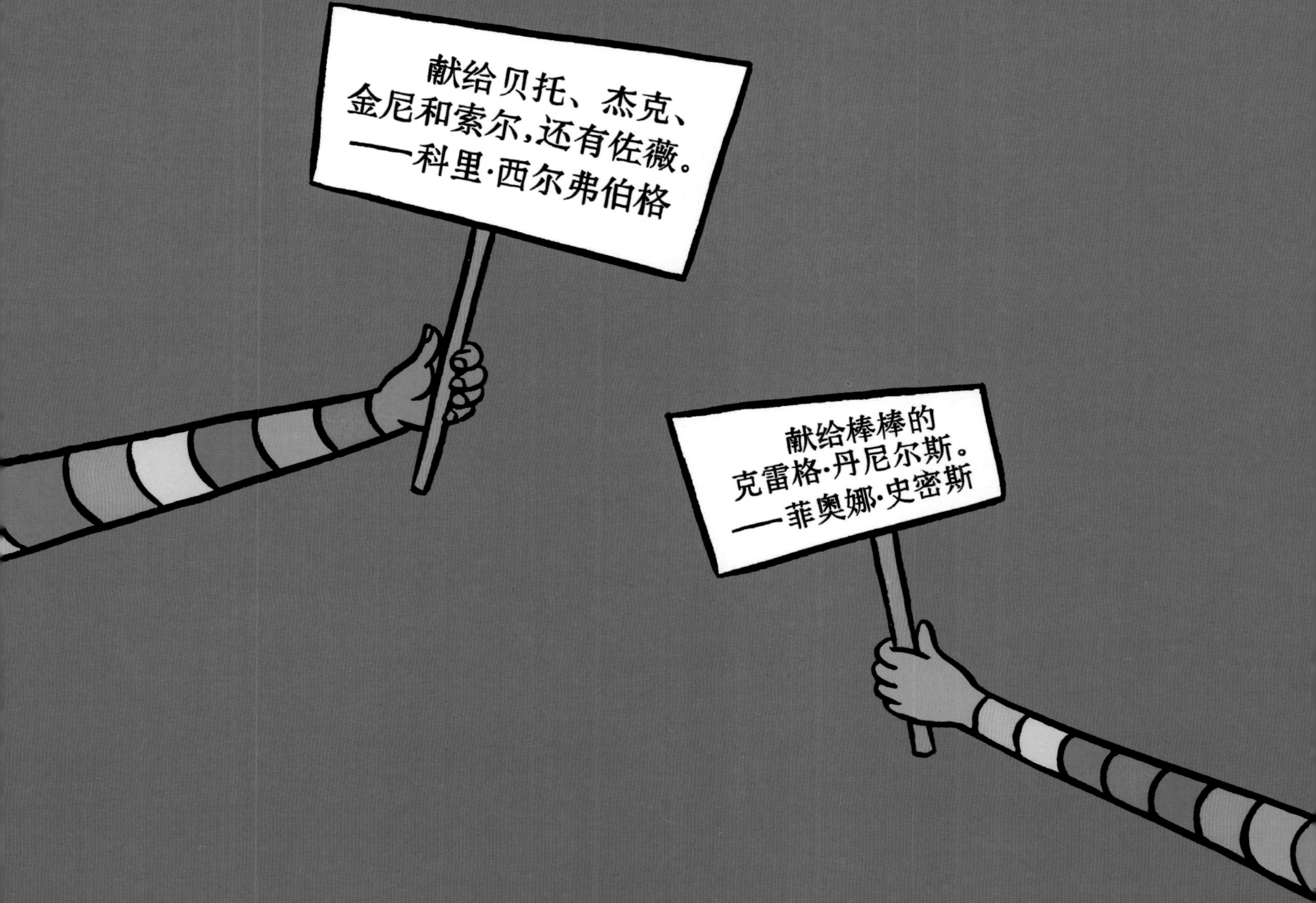
献给贝托、杰克、
金尼和索尔，还有佐薇。
——科里·西尔弗伯格
献给棒棒的
克雷格·丹尼尔斯。
——菲奥娜·史密斯

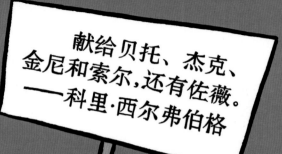

这个故事
将告诉你
小宝宝是
从哪里来的。

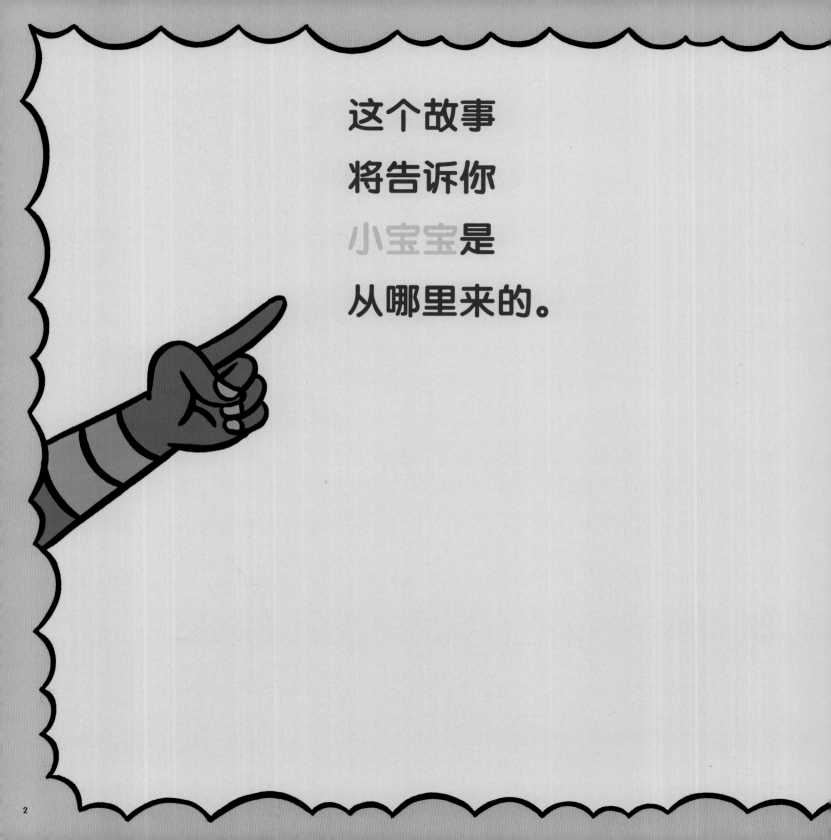

首先，你要明白，
小宝宝不会凭空出现，
生命是从某个小东西开始的。

这是卵子。

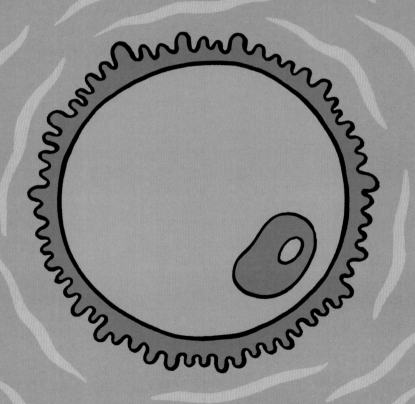

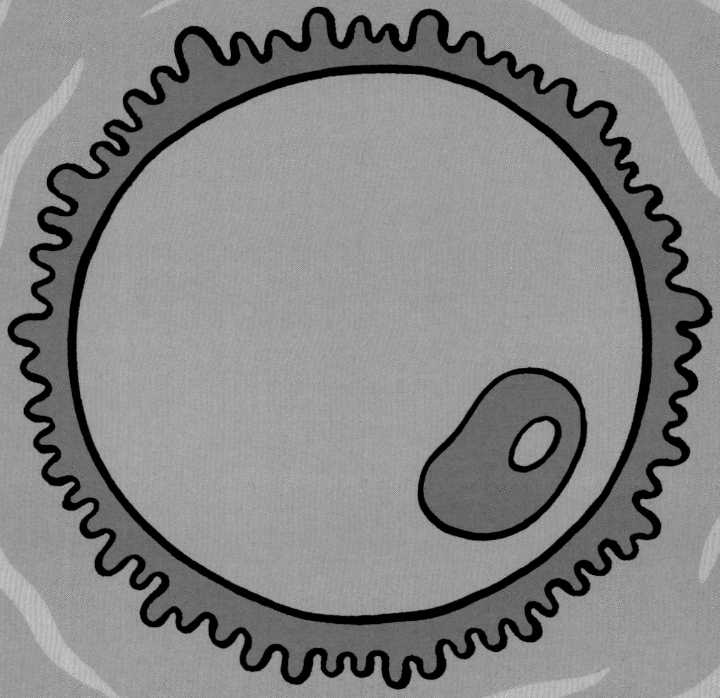

不是每个身体里都有卵子，有的身体里有，有的身体里没有。

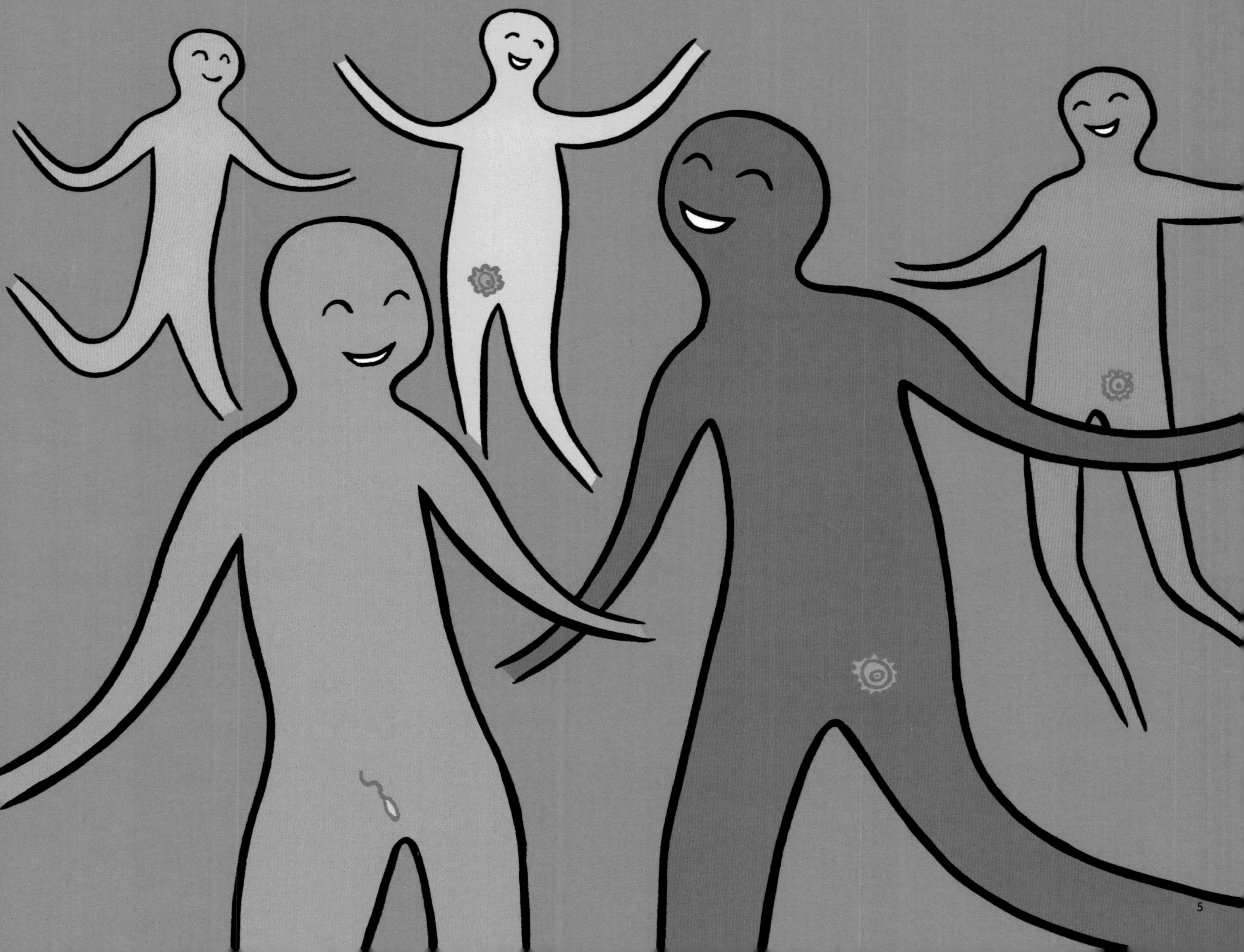

卵子里藏着许许多多故事，
这些故事都与卵子的主人有关。

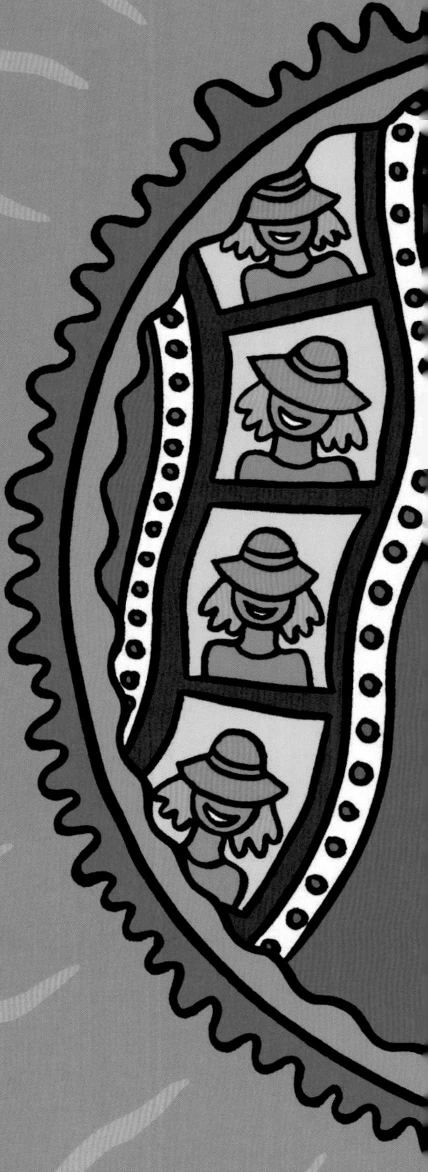

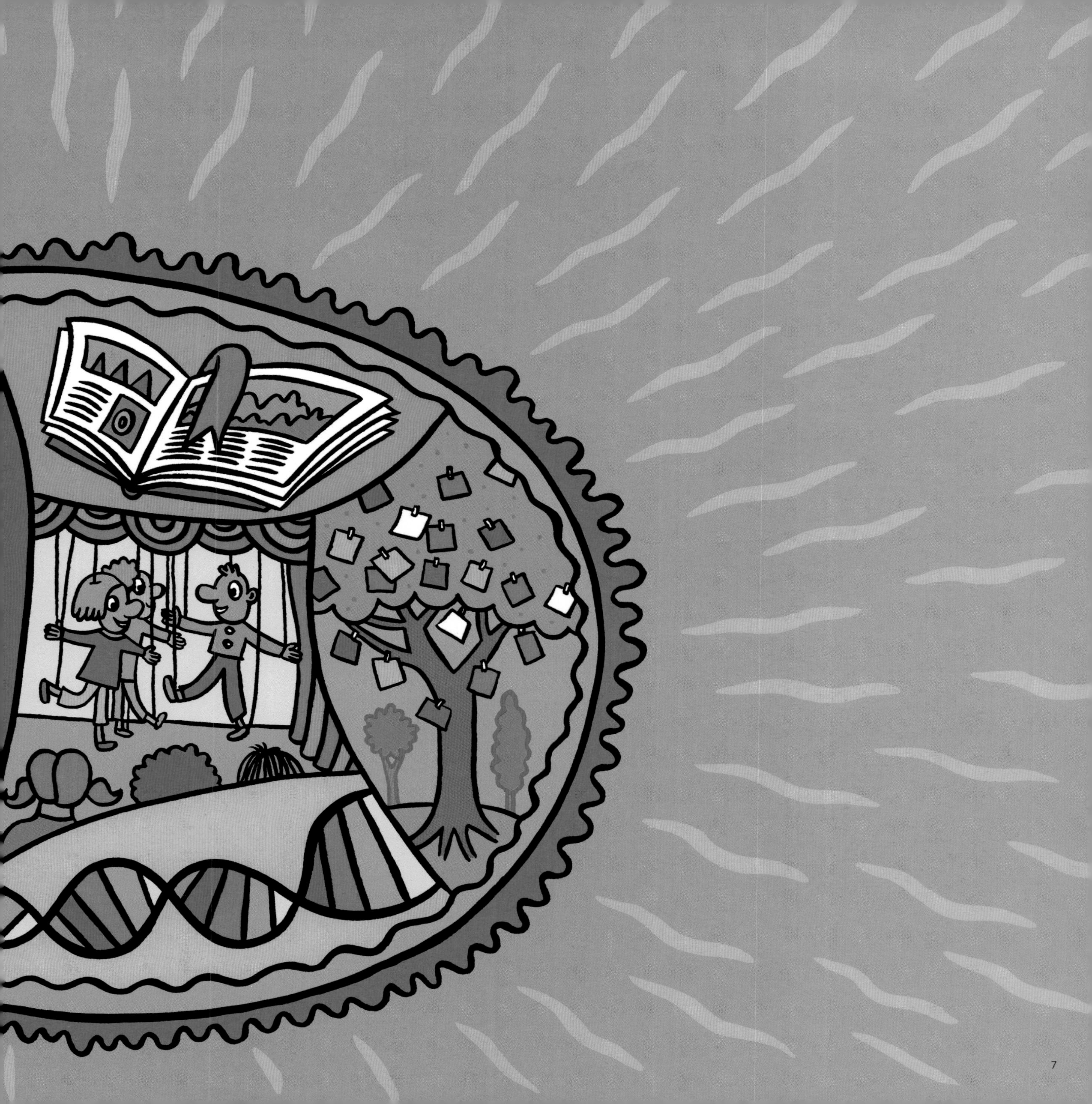

这是精子。

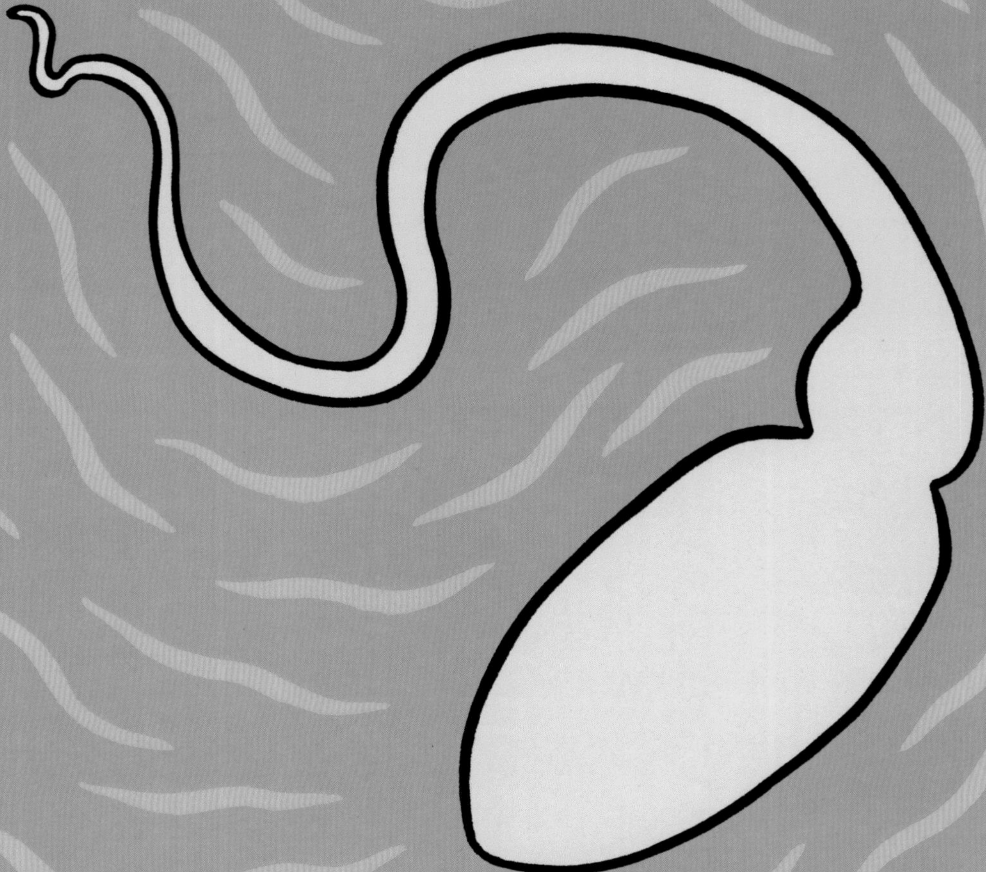

不是每个身体里都有精子，有的身体里有，有的身体里没有。

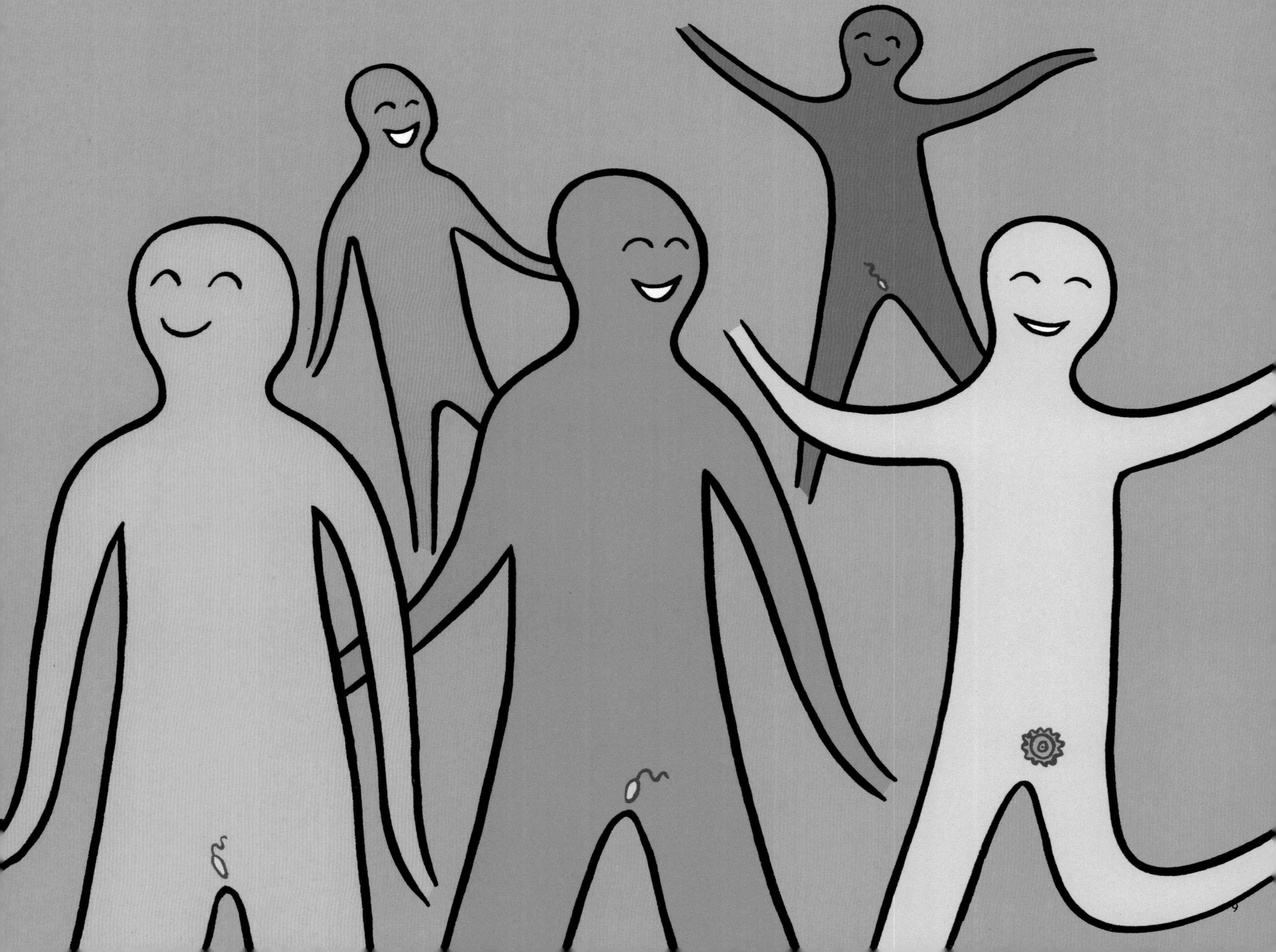

和卵子一样，精子里也藏着许许多多故事。
这些故事都与精子的主人有关。

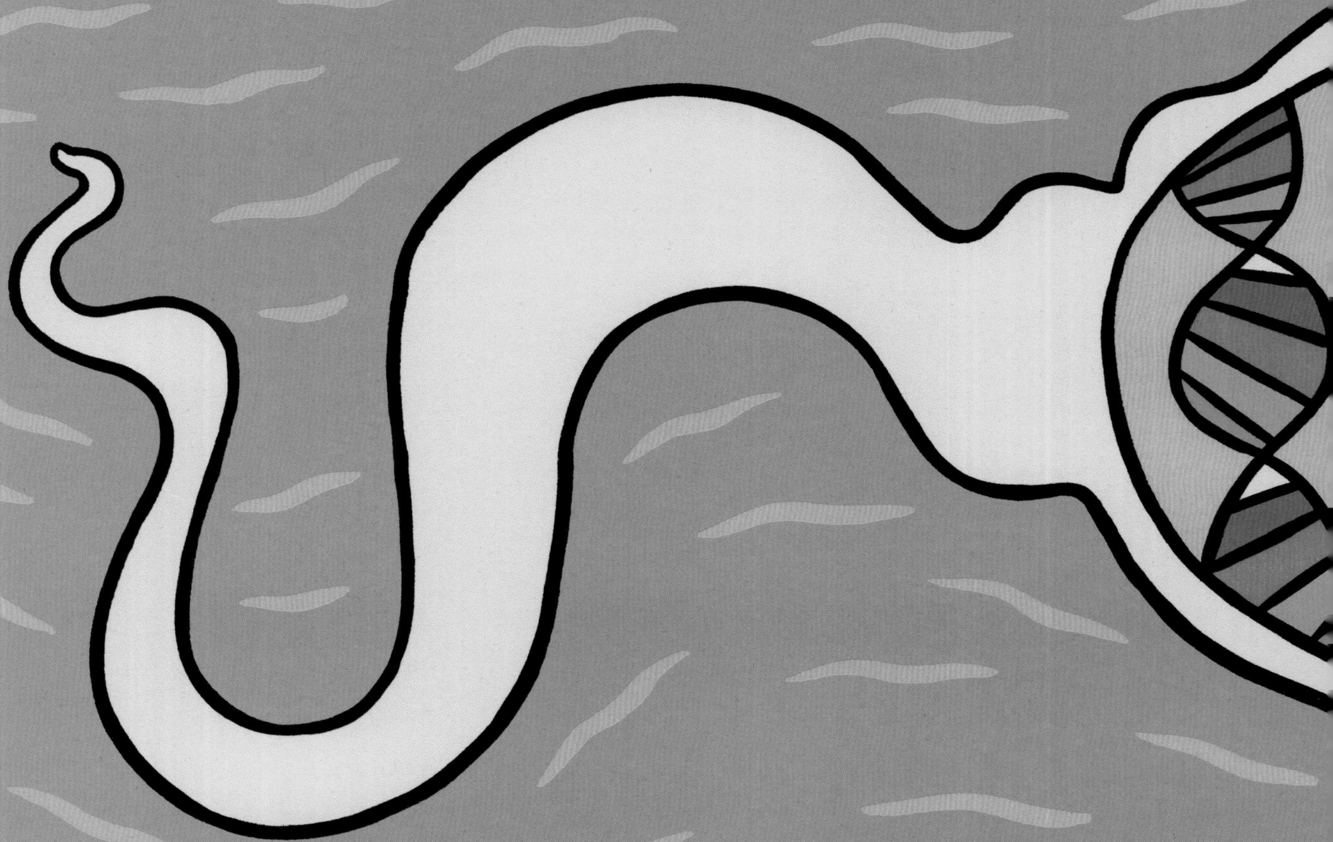

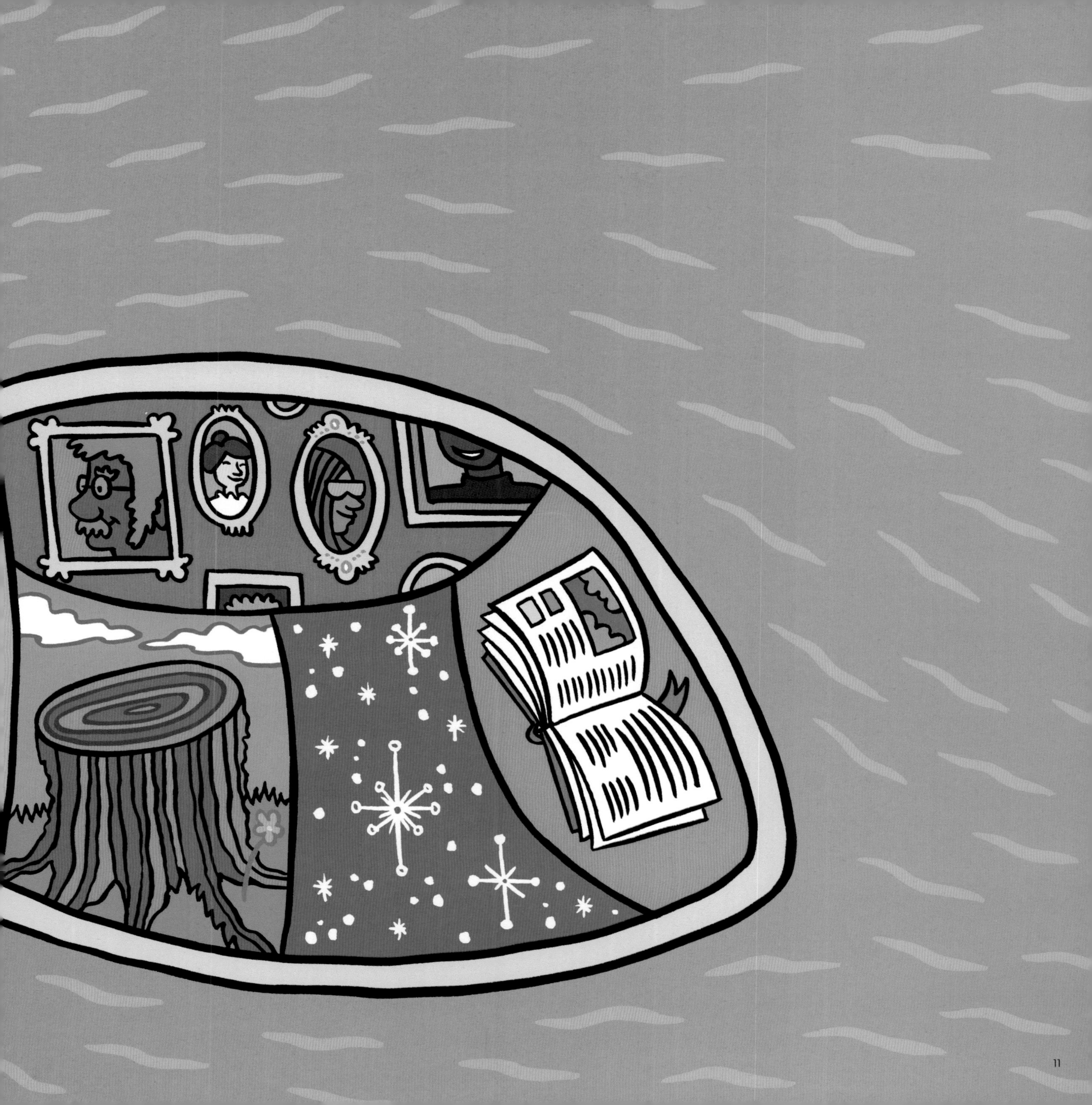

大人们要想生个小宝宝，就得有来自一个身体的卵子和来自另一个身体的精子。

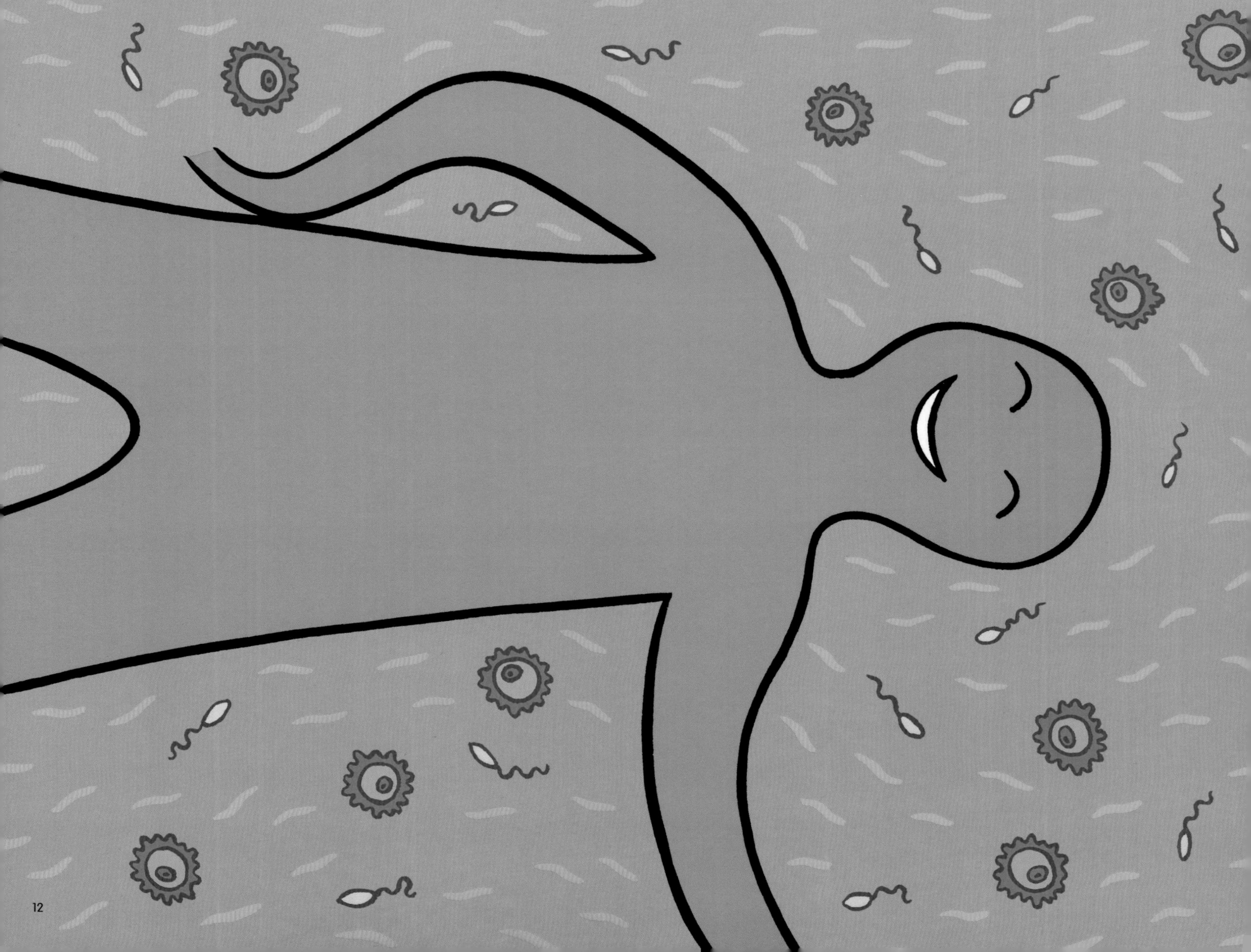

他们还得有一个地方让小宝宝在里面长大。

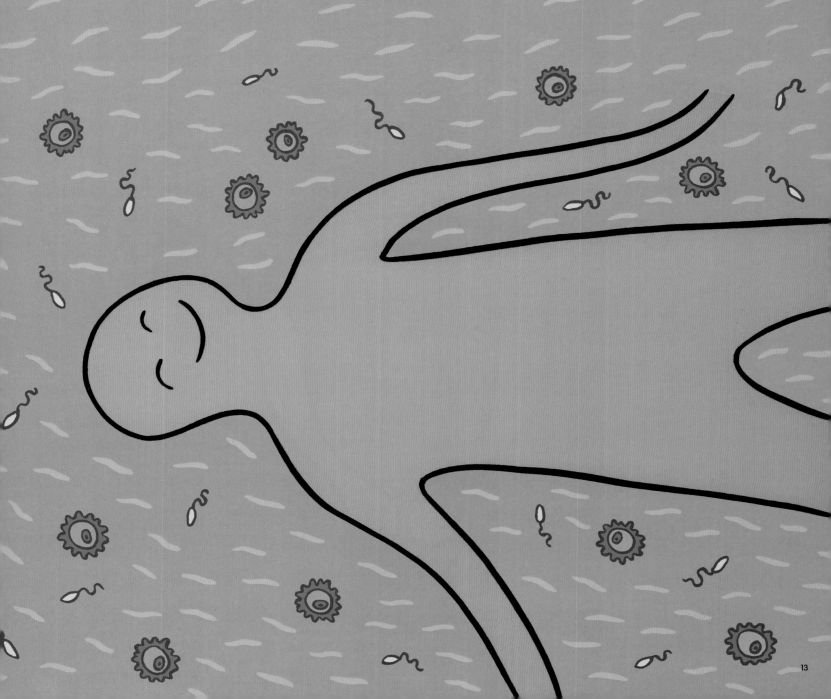

这是子宫，
是小宝宝长大的地方。

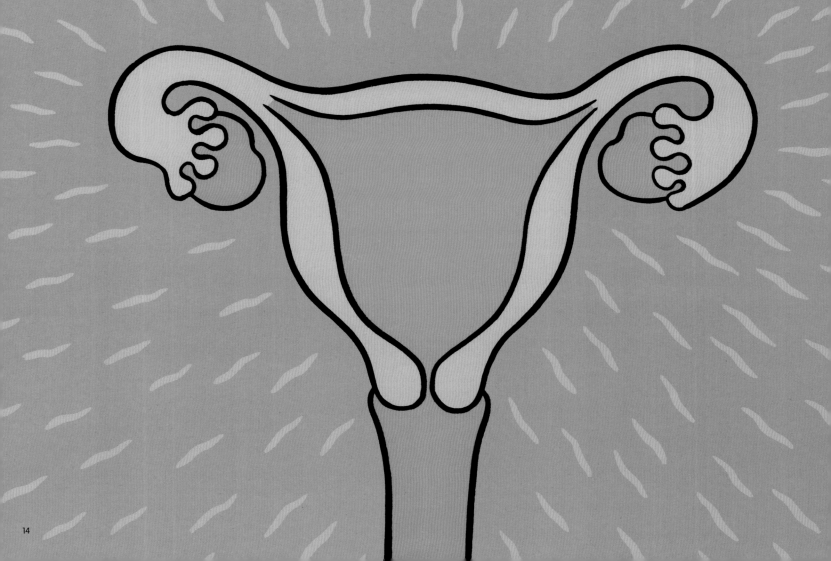

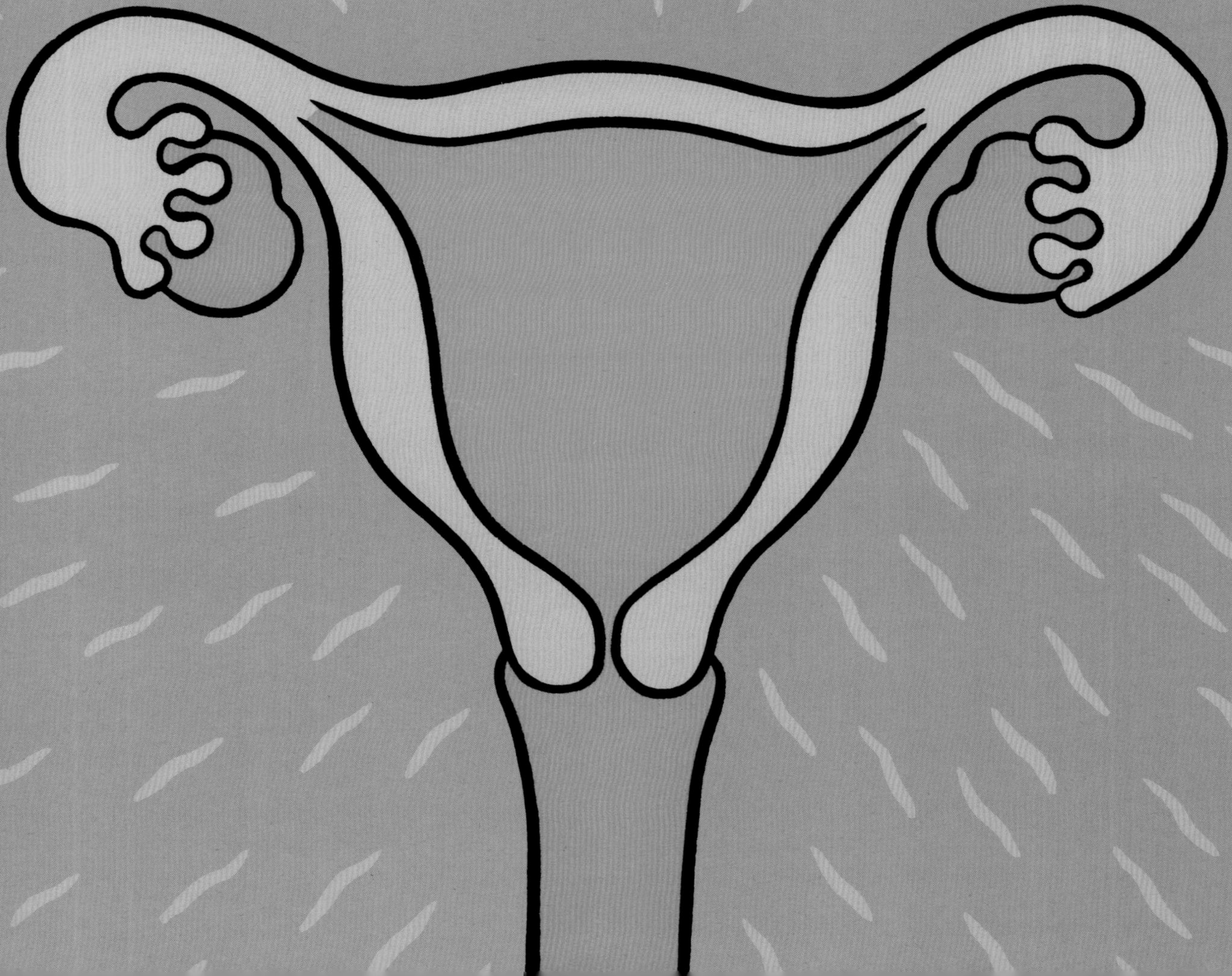

你可能以为每个人都有子宫，
你有，我也有。

但是，并不是每个人都有子宫。

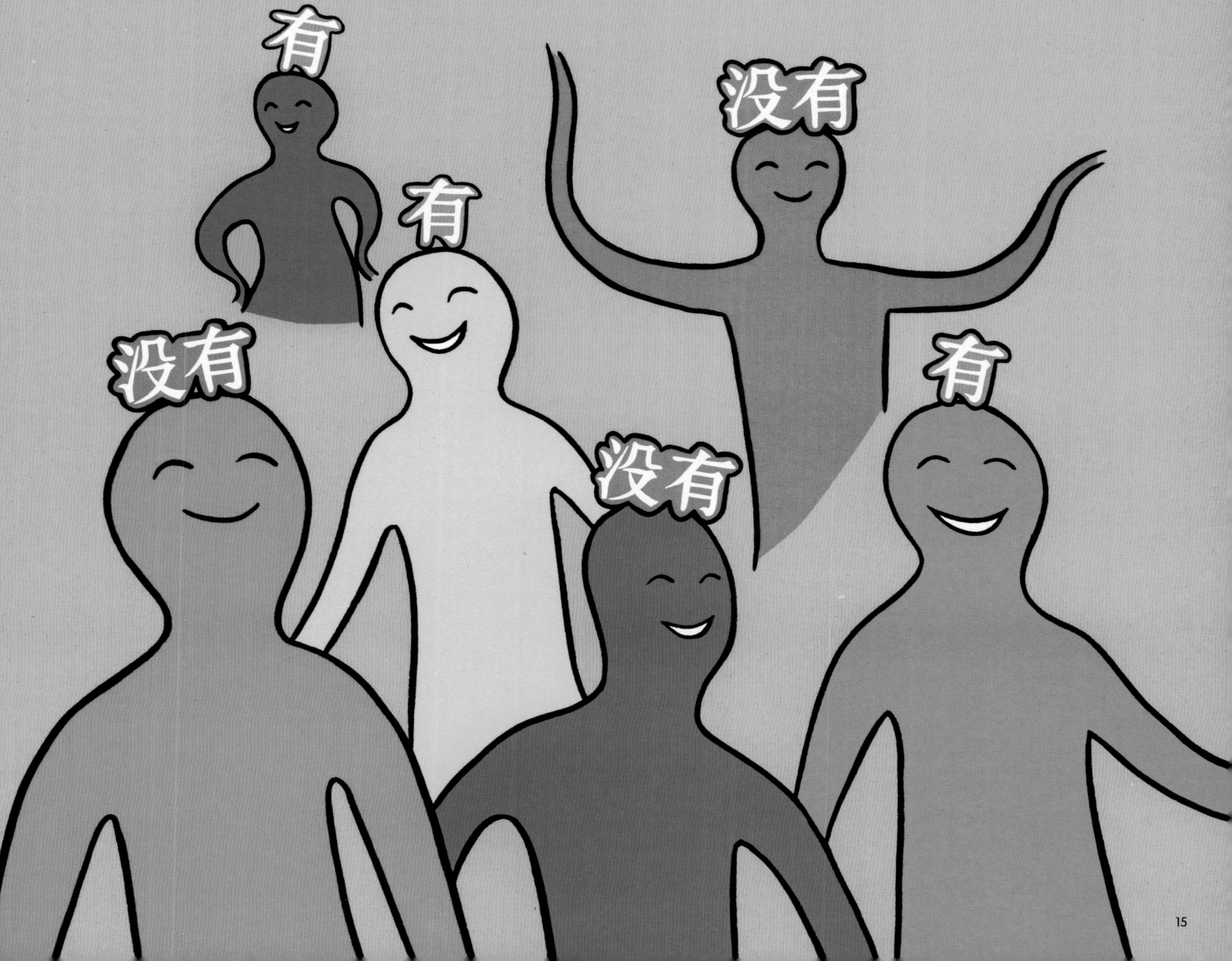

子宫就像卵子和精子，
有的人有，有的人没有。

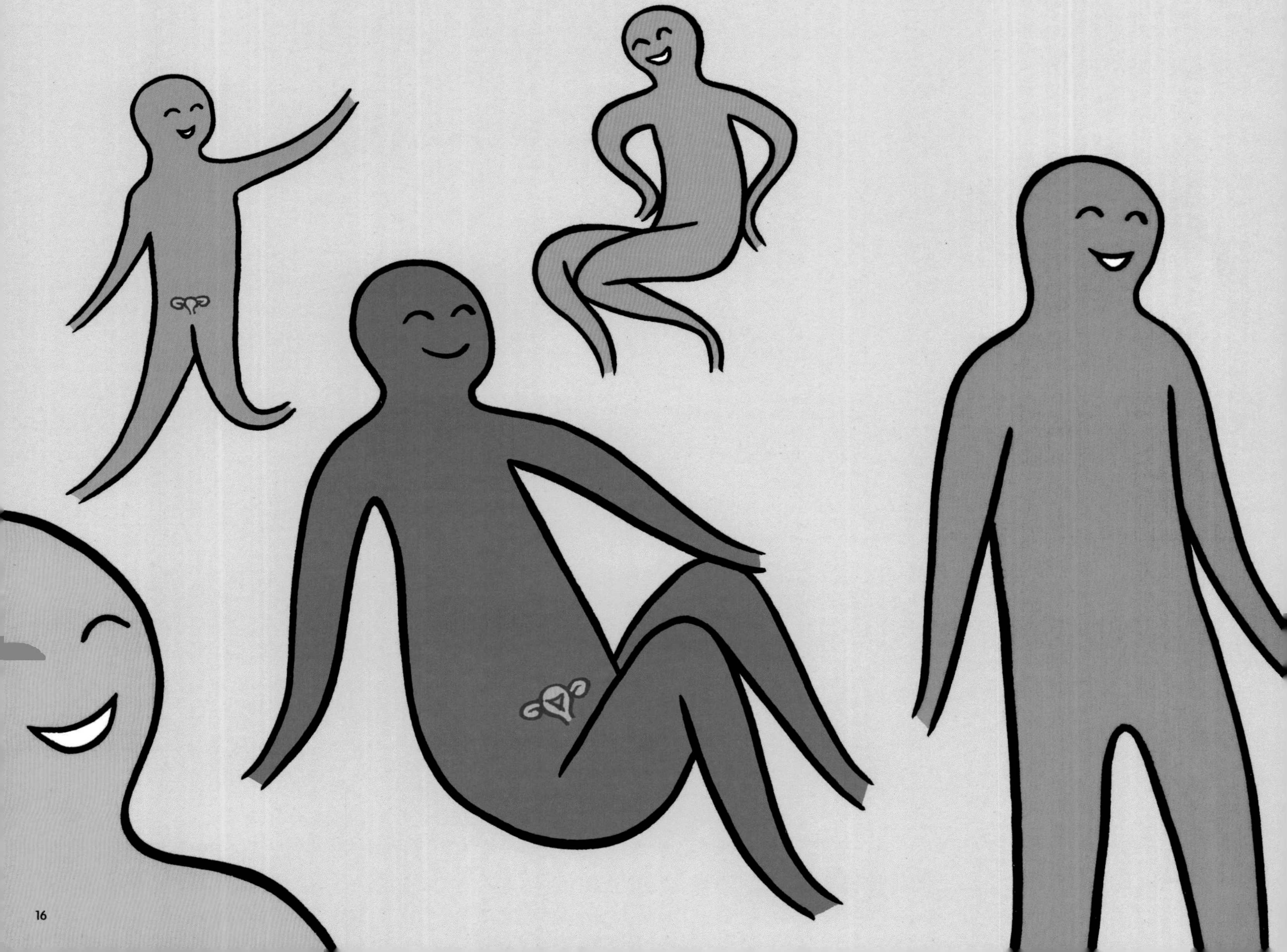

有子宫的人，
子宫的位置通常是相同的，
就在肚脐眼的正下方，
中间那个软软的地方。

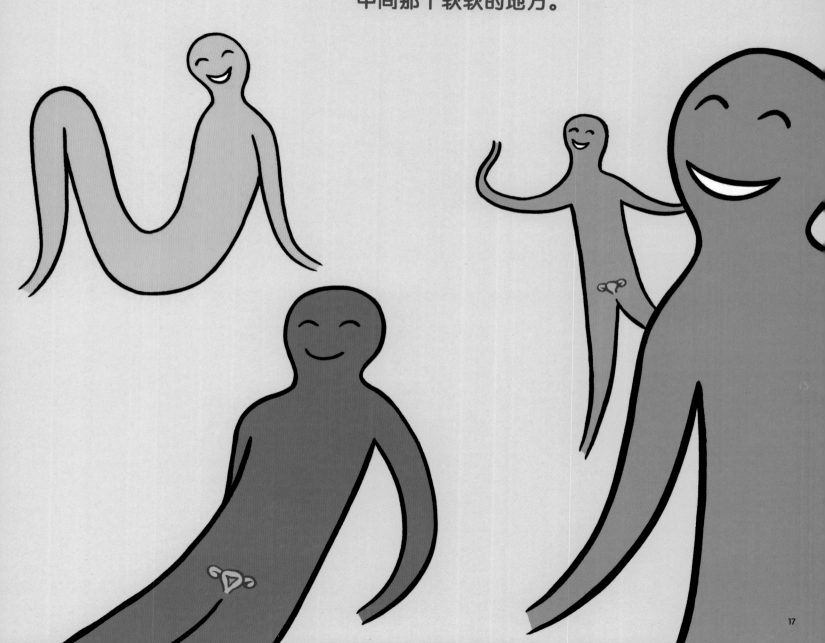

卵子和精子相遇后会跳一支特别的舞，
在旋转中相互靠近。它们一边跳舞，一边交谈。

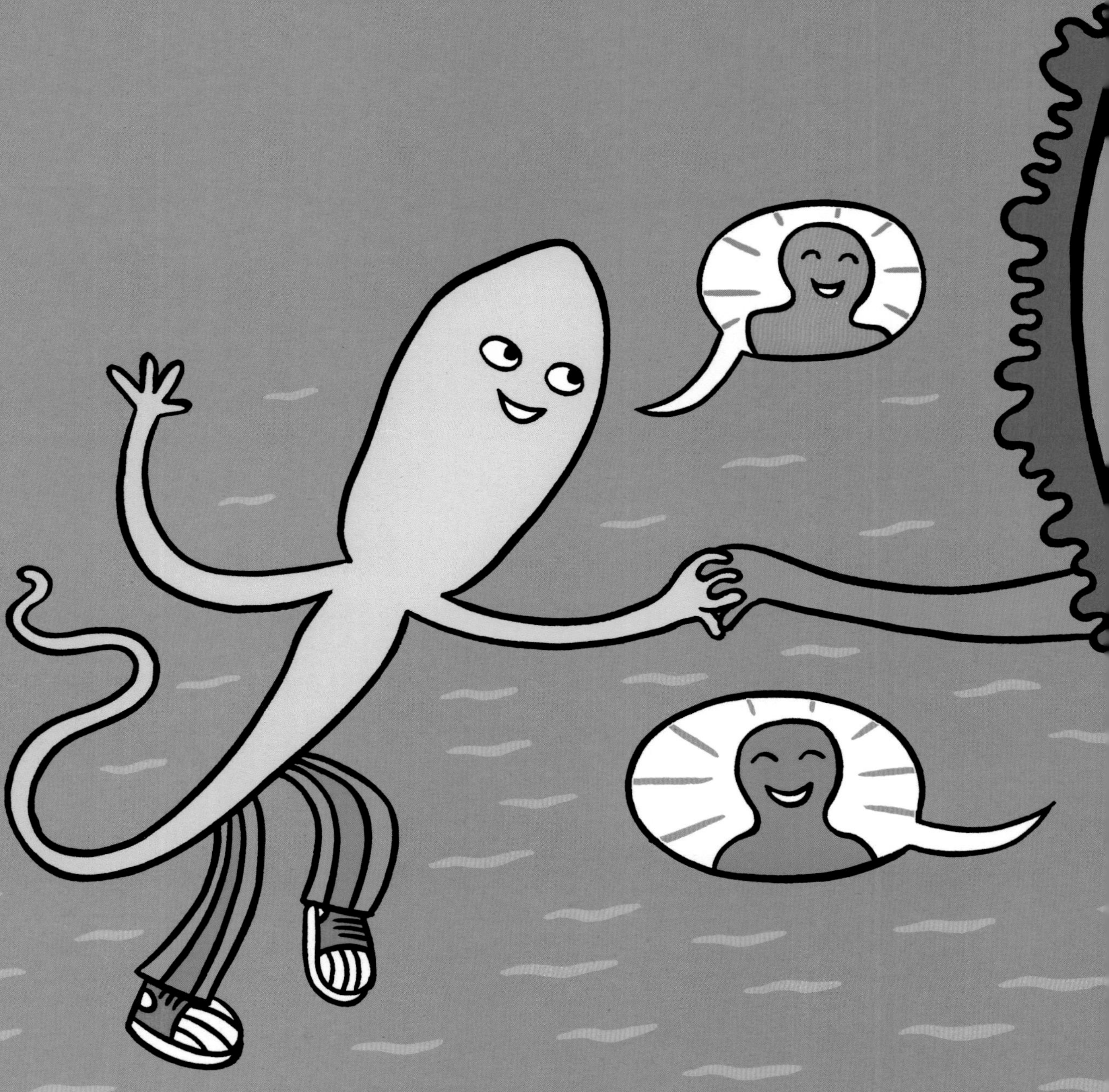

卵子将主人的故事讲给精子听，
该讲的故事它会毫无保留地分享；

精子也将主人的故事讲给卵子听，
该讲的故事它也会毫无保留地分享。

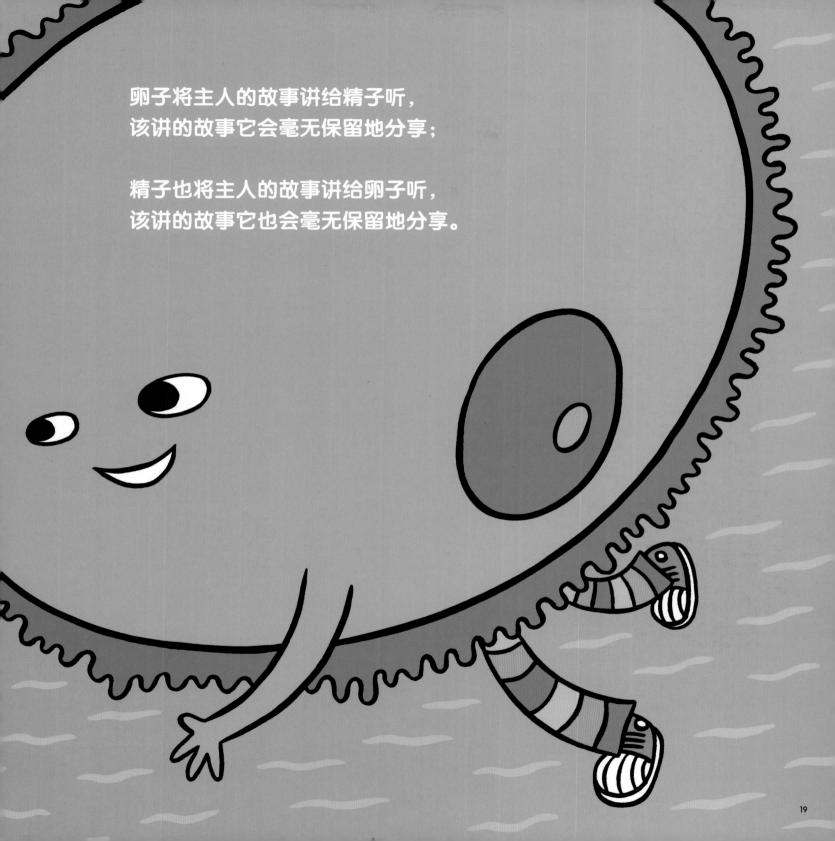

跳完舞后，它们再也不是两个小东西了。
它们一起跳了舞，还分享了那么多故事，
已经融为一体，成为一个全新的东西。

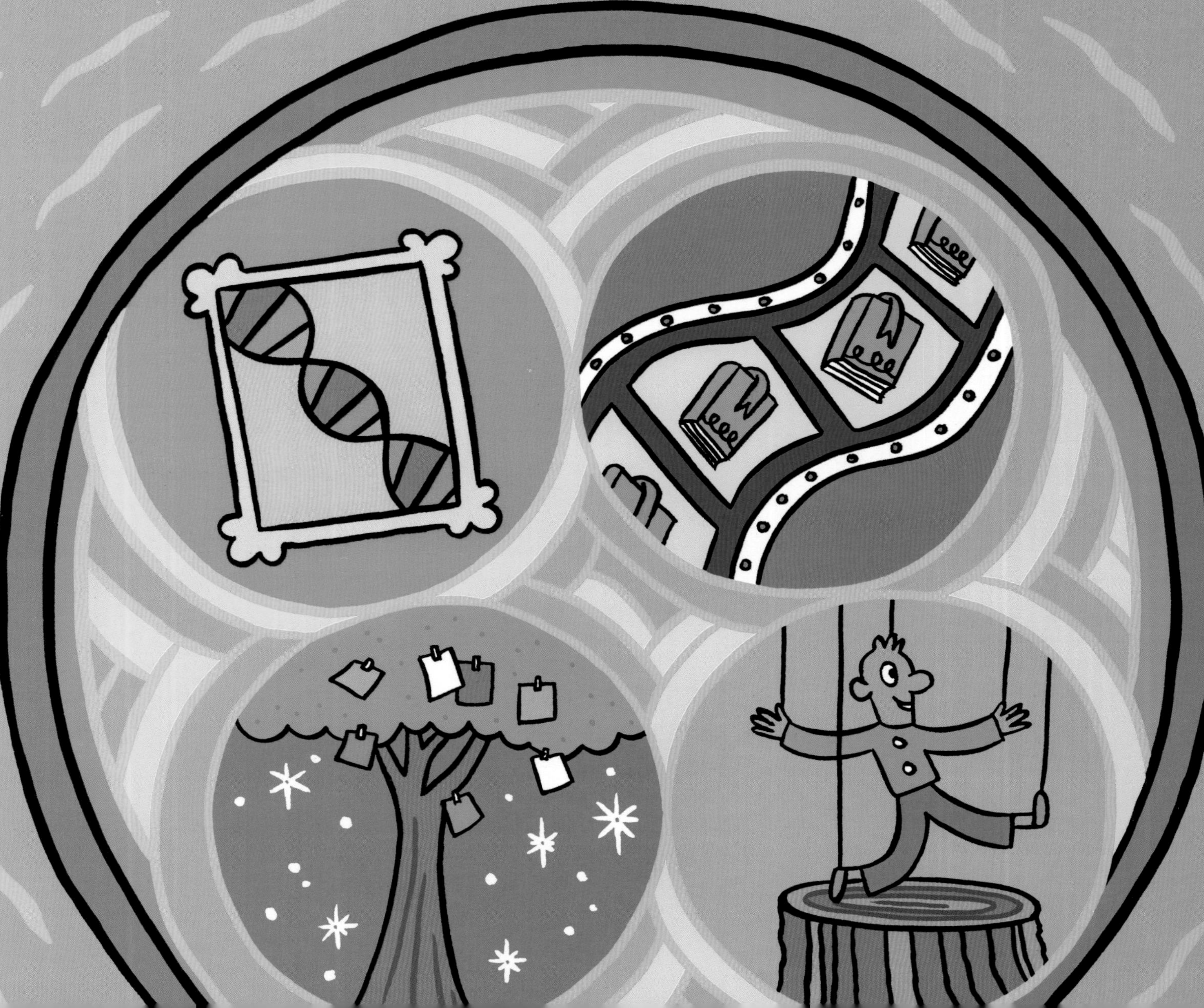

起初，这只是一个很小很小的东西。
有的时候，这个小东西长不大；
有的时候，它会像你一样长成一个小宝宝。

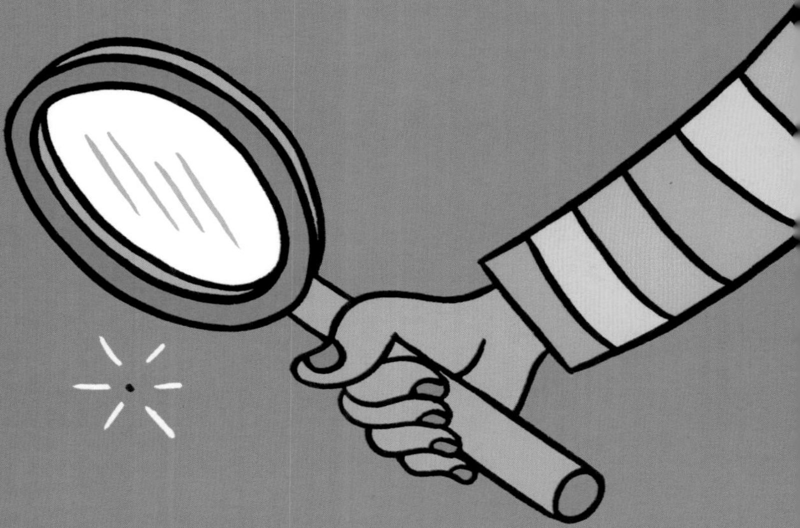

是谁让卵子和精子相遇，
从而让你来到这个世界？

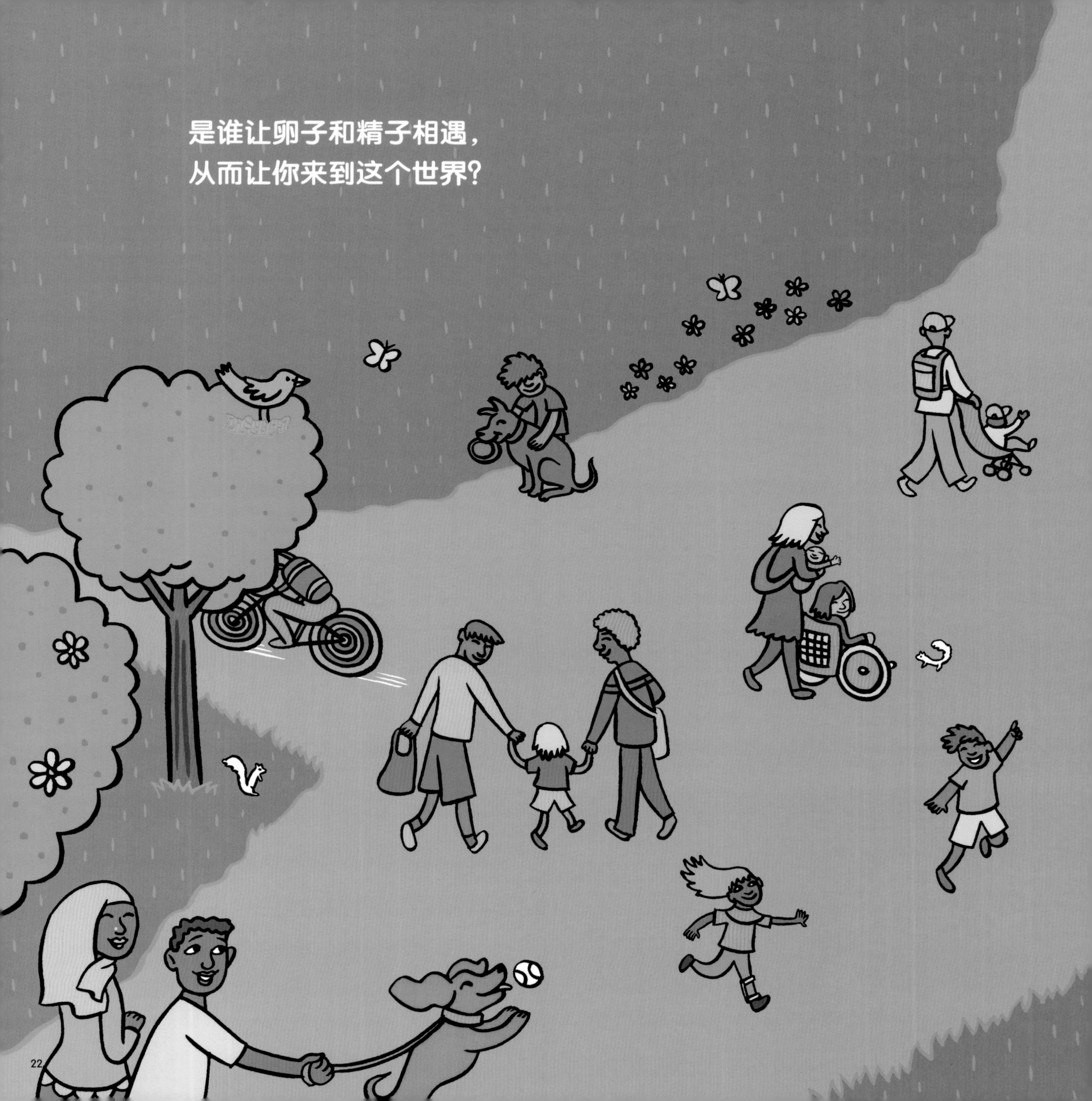

是谁因为你在长大心中充满喜悦和幸福?

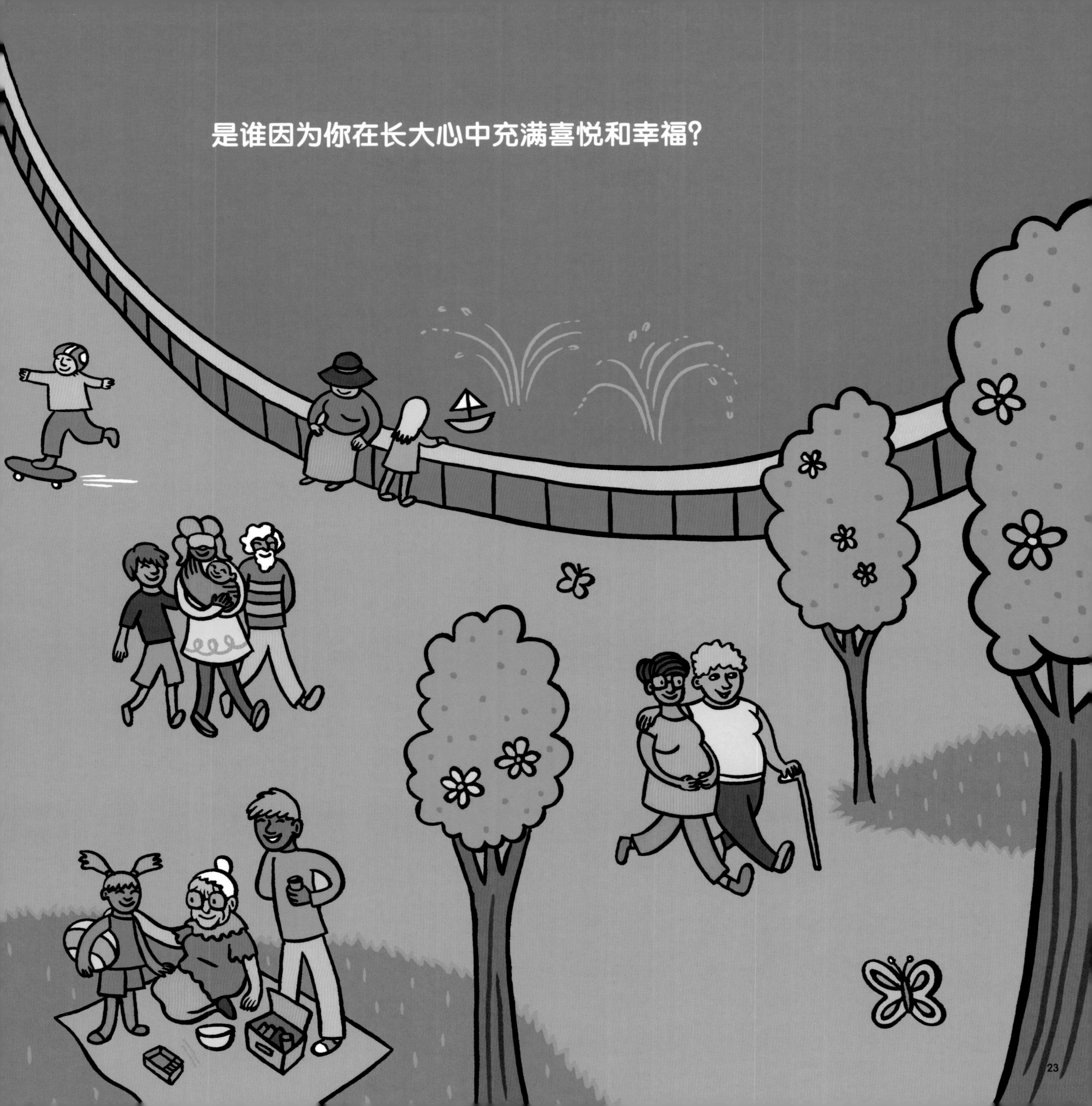

每一个能够长大的东西，都有独特的成长轨迹。
每一个人都有自己的成长方式。

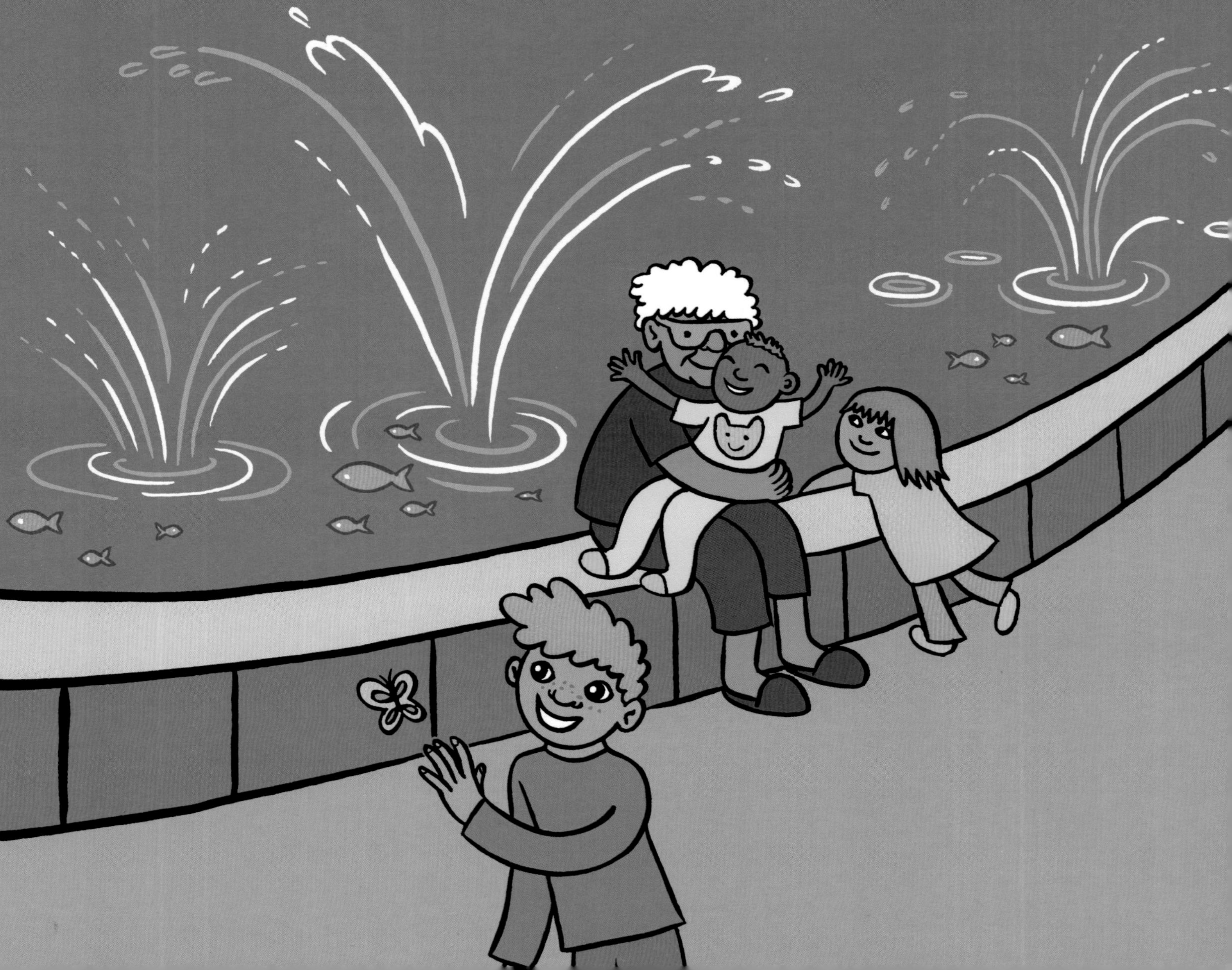

一个小宝宝是怎么长大的？
这取决于精子和卵子彼此分享的故事，
以及小宝宝长大时所住的子宫。

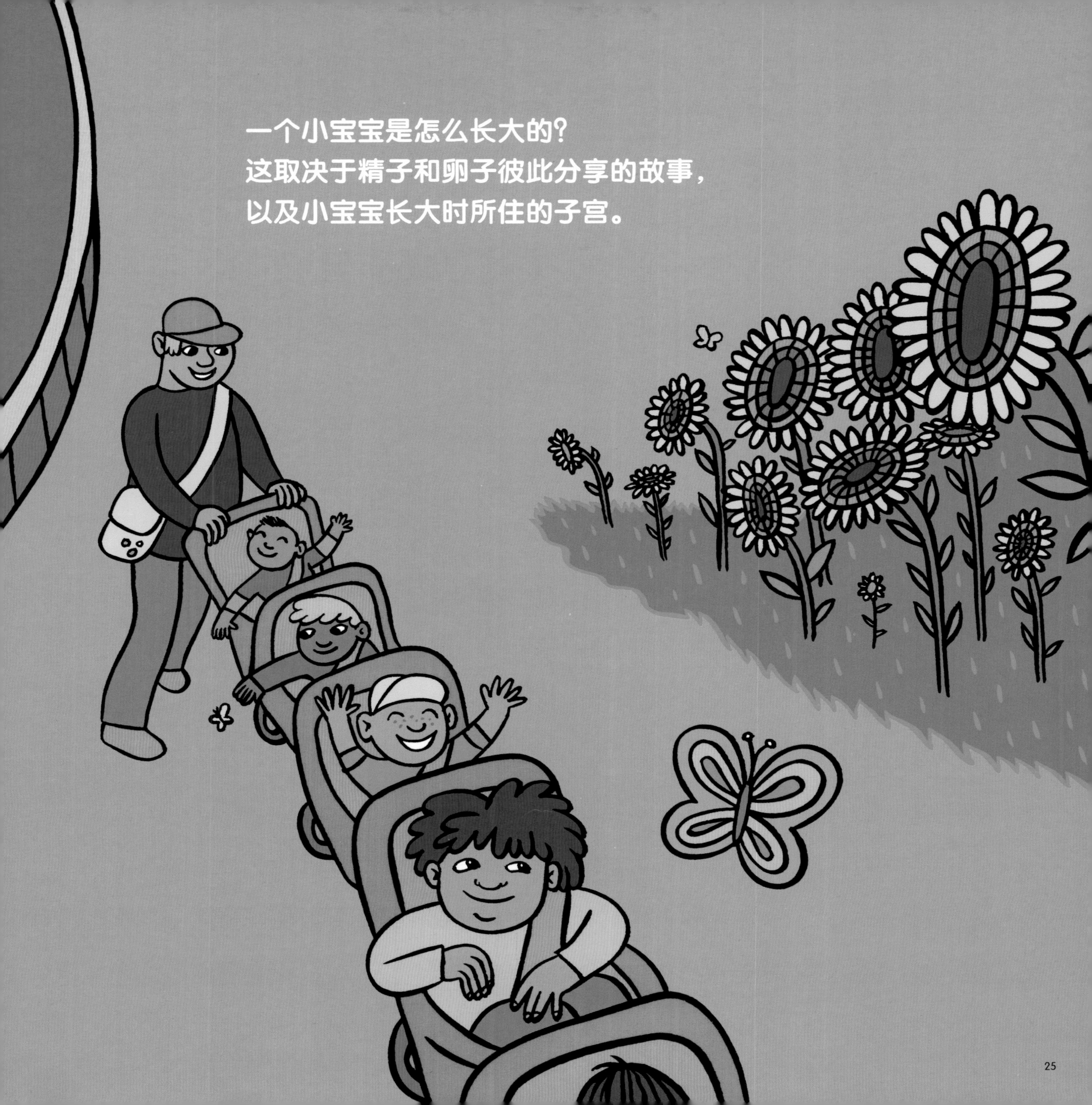

但是小宝宝在出生之前，
必须长大、长大、再长大。

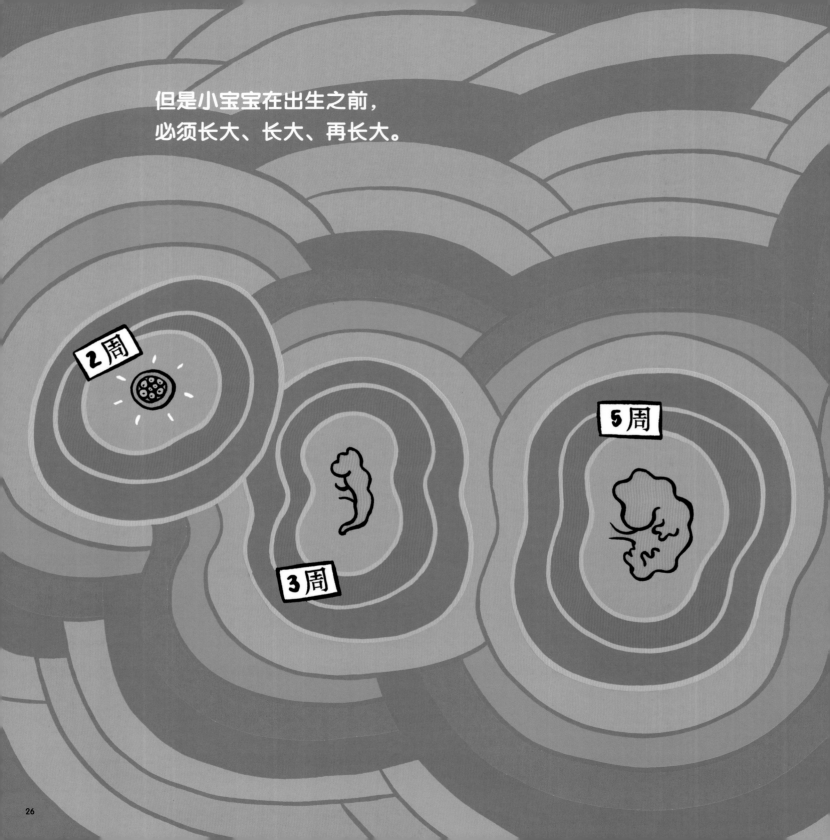

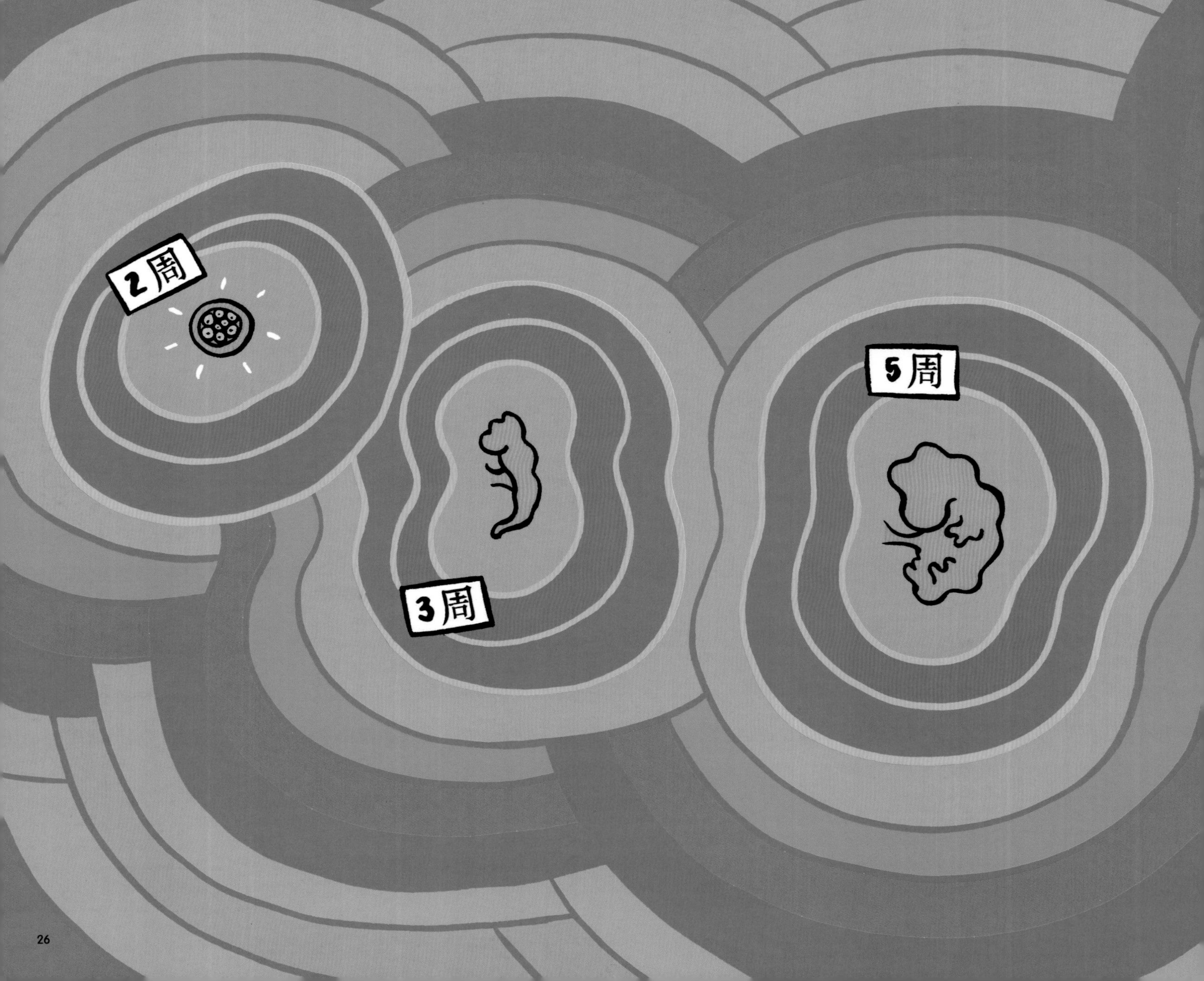

这个过程一般需要 40 周。

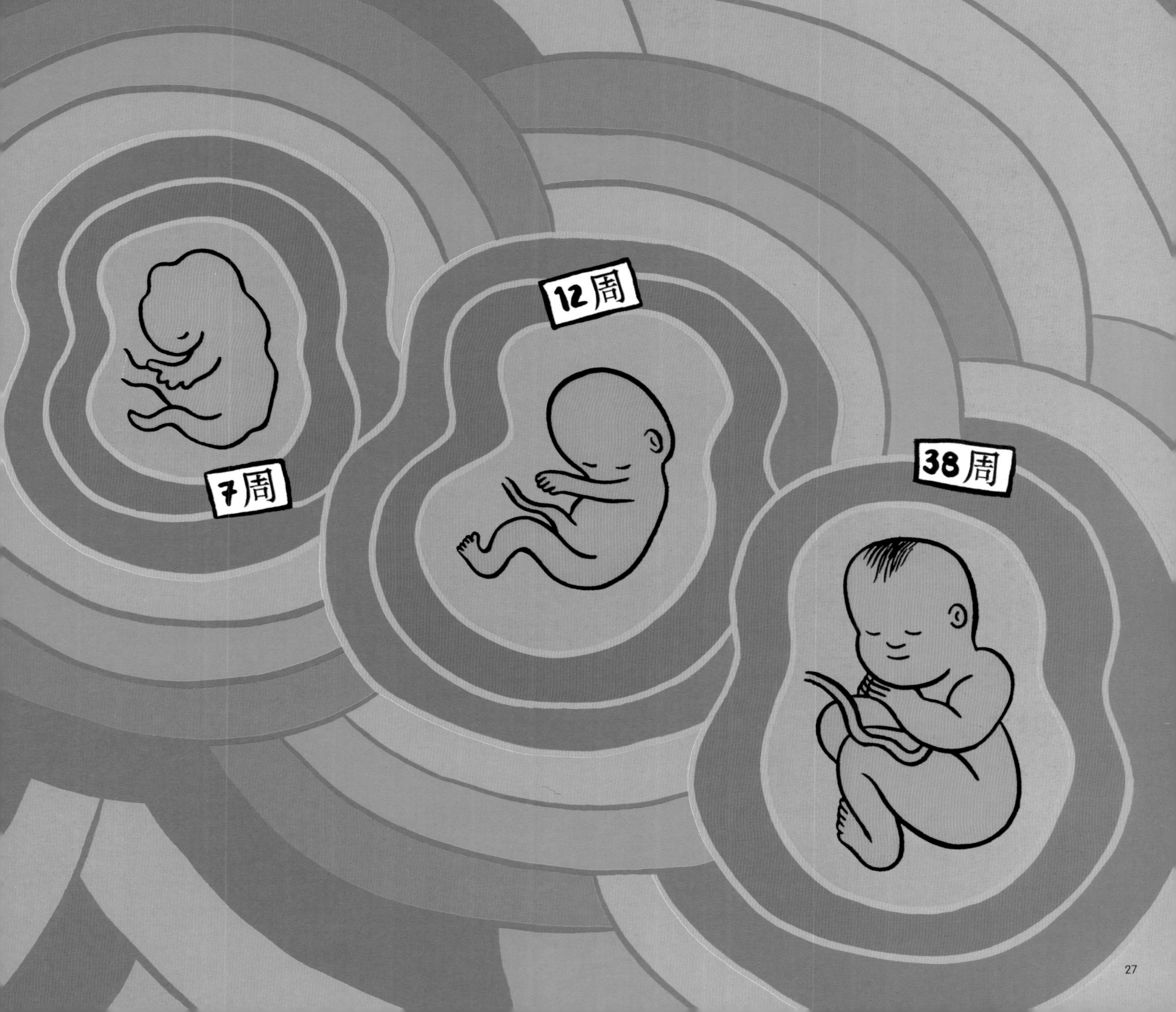

有的时候，小宝宝自己能够做好一切出生准备。

有的时候，则由助产士或者医生决定小宝宝是否可以出生了。

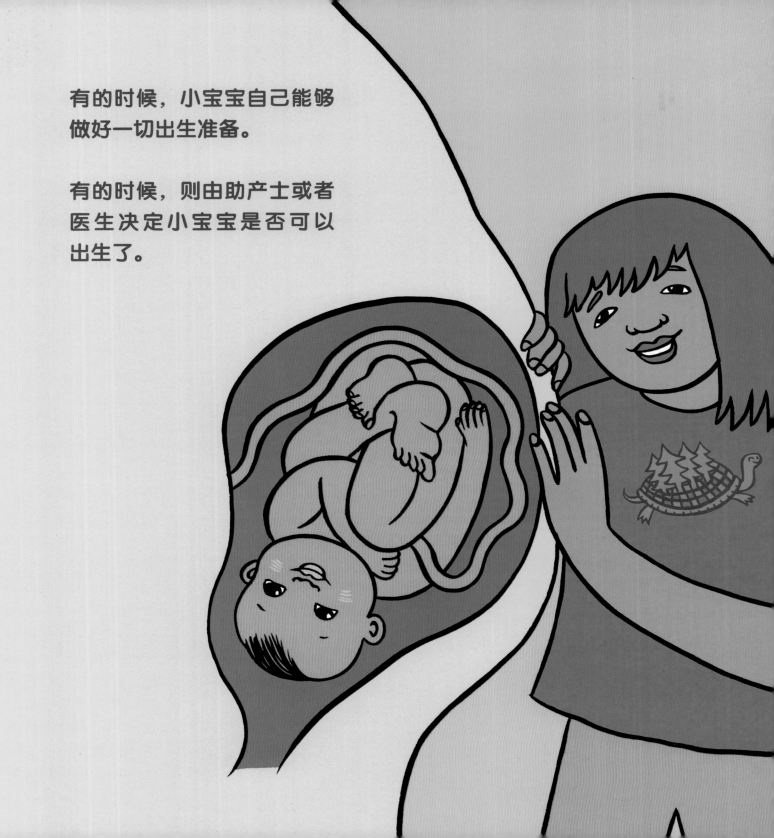

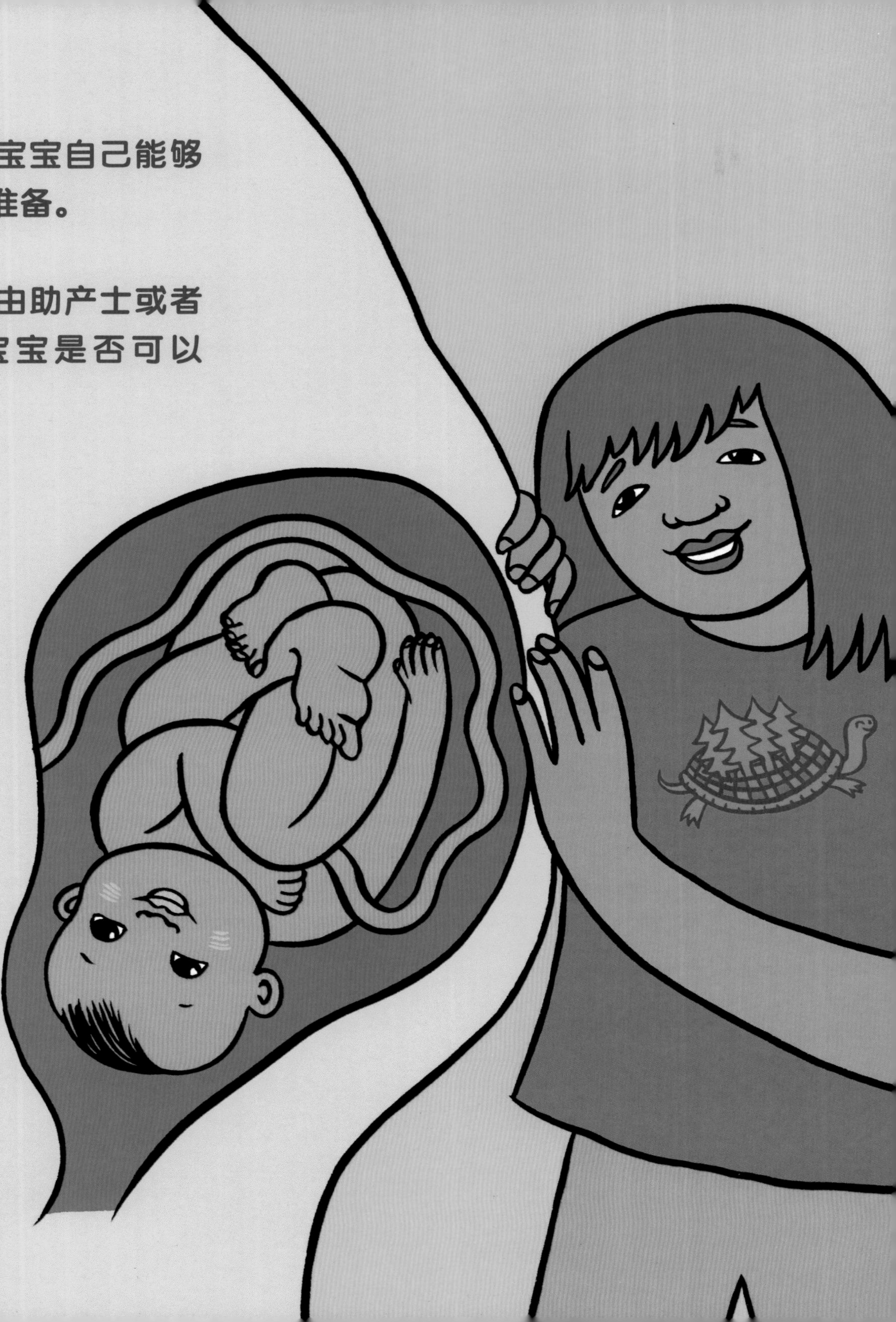

但不管是哪种情况，小宝宝都不会自己跳出来。

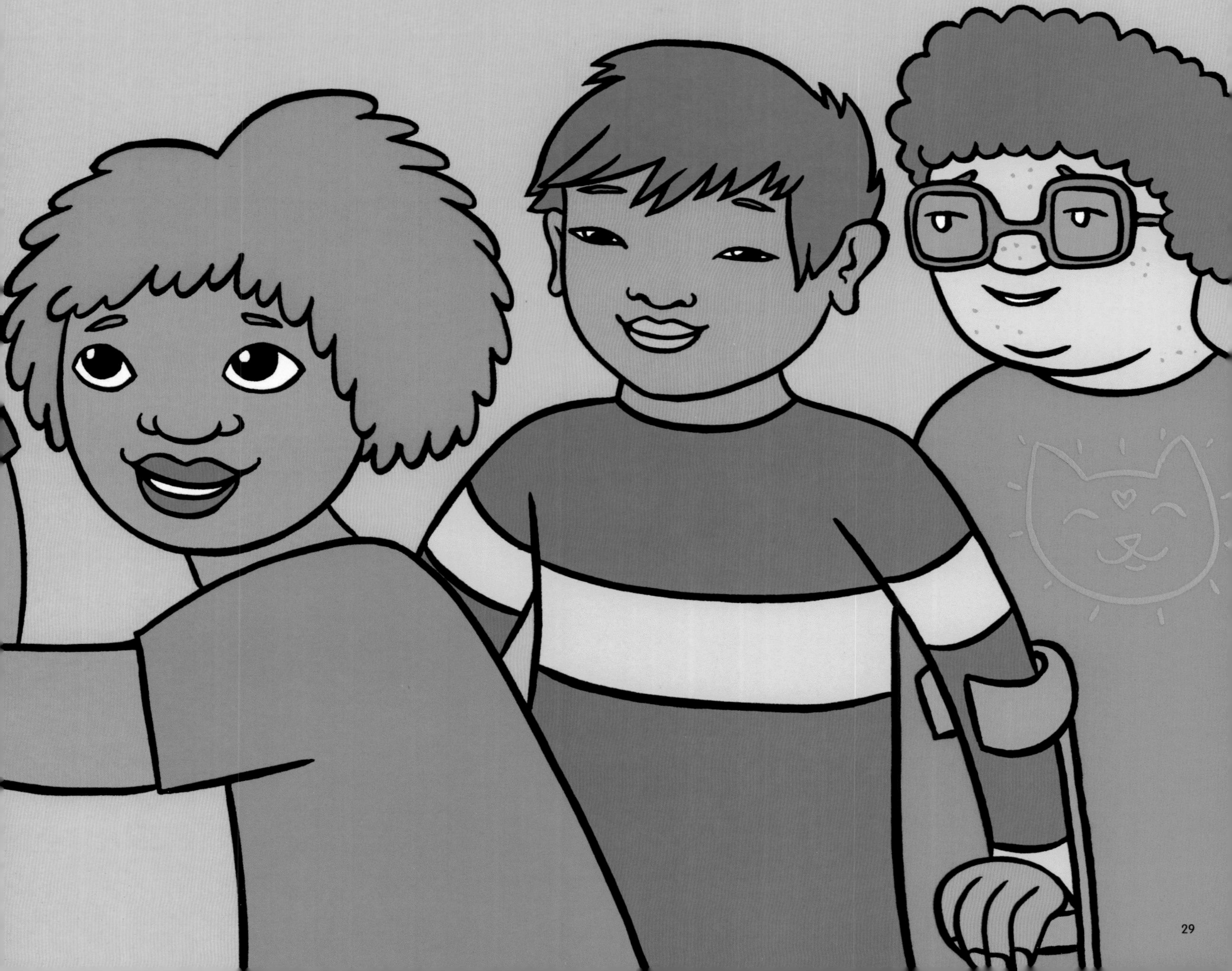

有的小宝宝
从一个叫作阴道的身体部位出来。

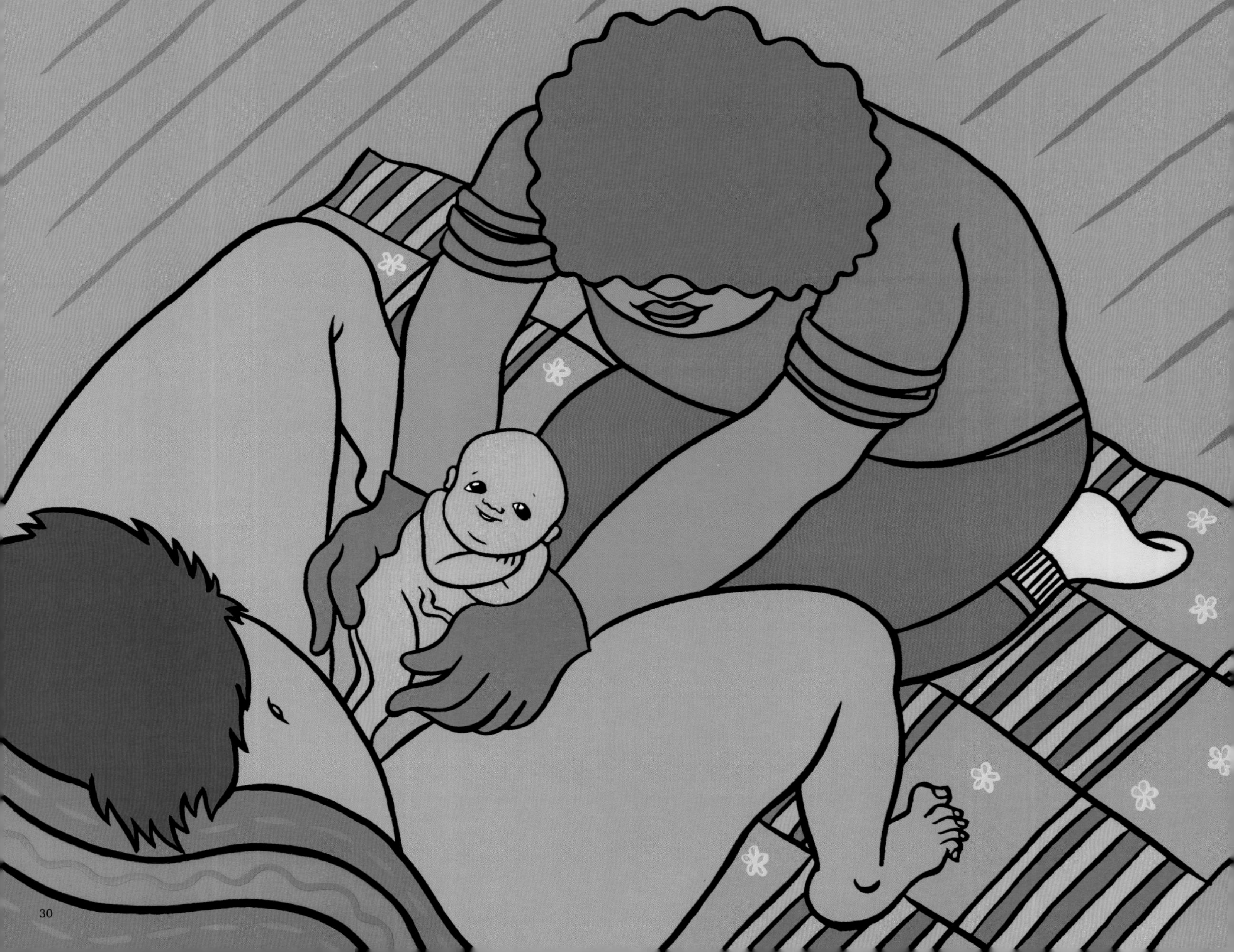

有的时候，医生会在肚脐眼下面开一道特别的口子，
将小宝宝抱出来，再将开口缝上。

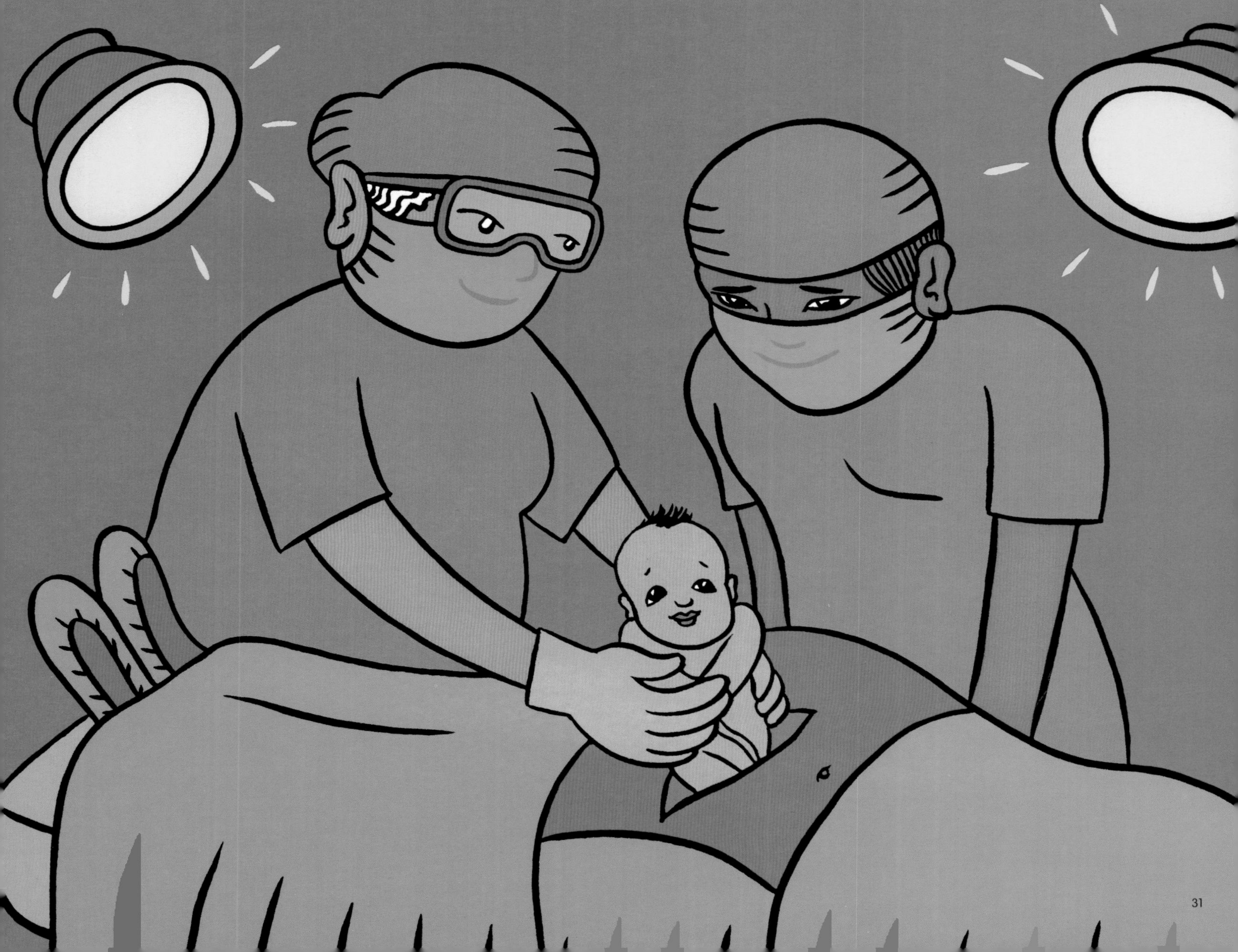

不管是怎么出来的，
这对小宝宝来说都是一件大事。
对那些等啊，盼啊，一直在期待小宝宝出生的人来说，
这也是一件大事。

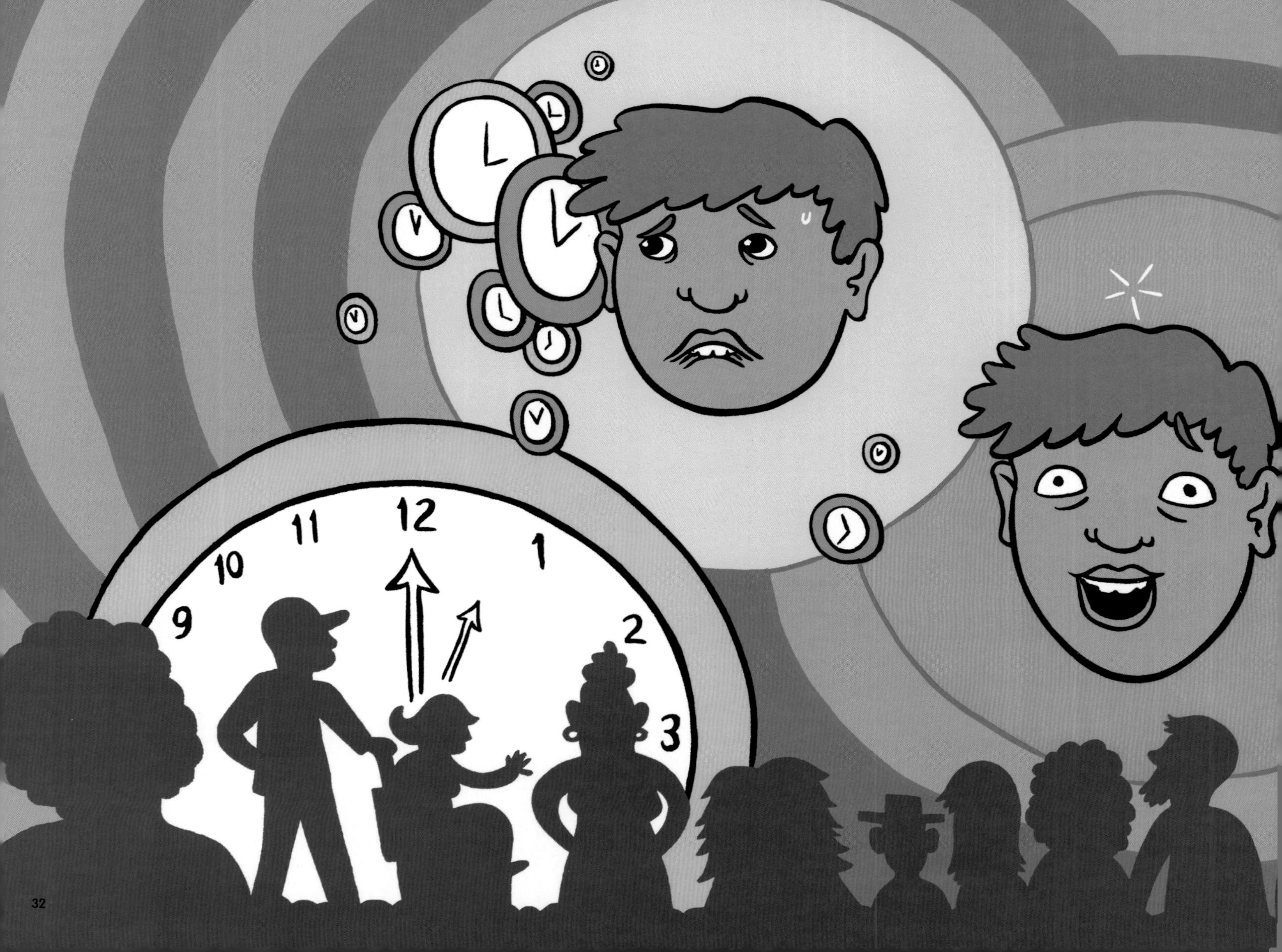

有的时候需要很长时间，
有的时候很快就结束了，
有的时候稍稍有点儿疼，
有的时候会很疼很疼。
不论是哪种情况，每个人在这过后都必须好好休息。

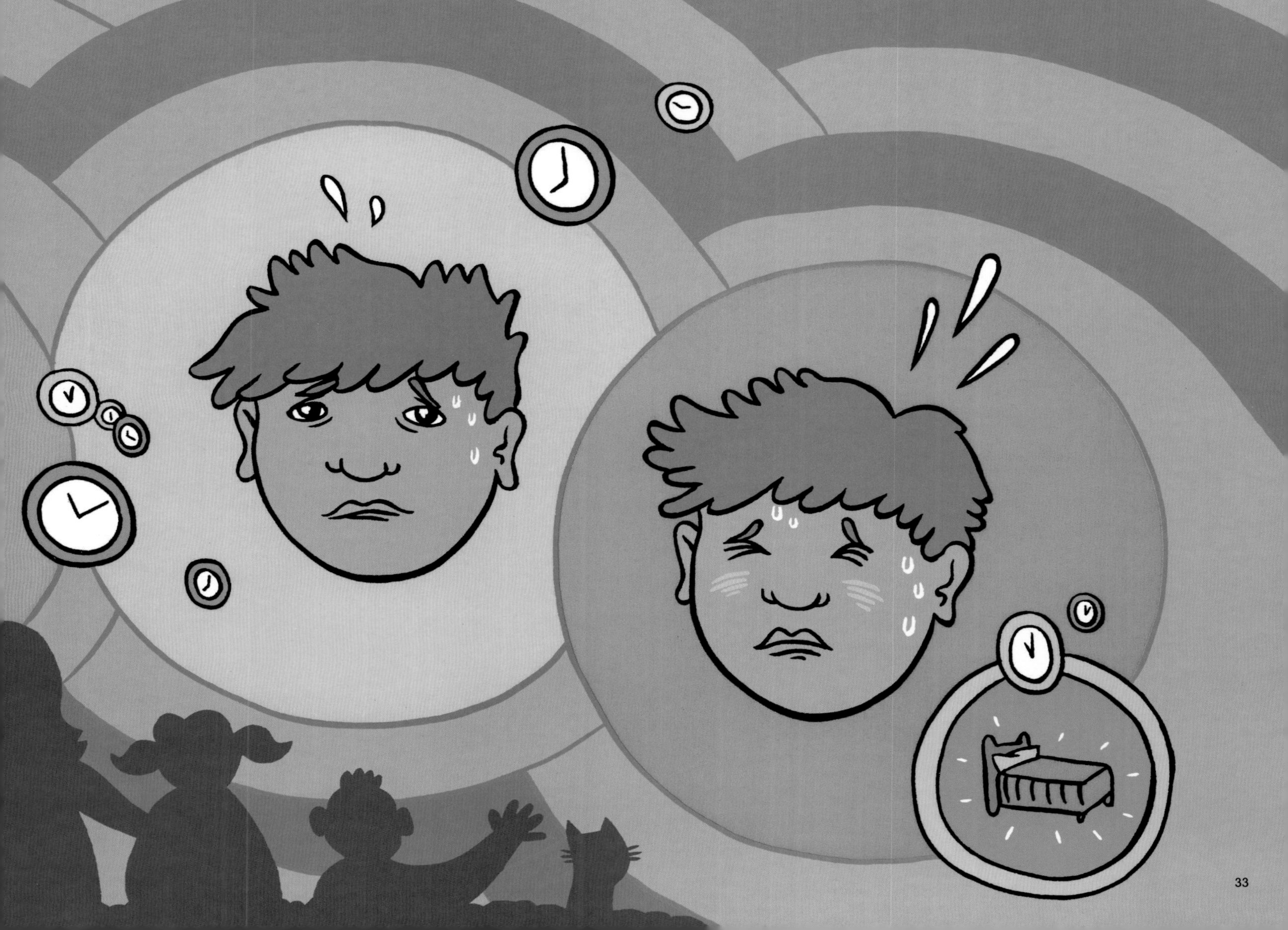

你出生的时候，有哪些人在期盼你的到来呢？

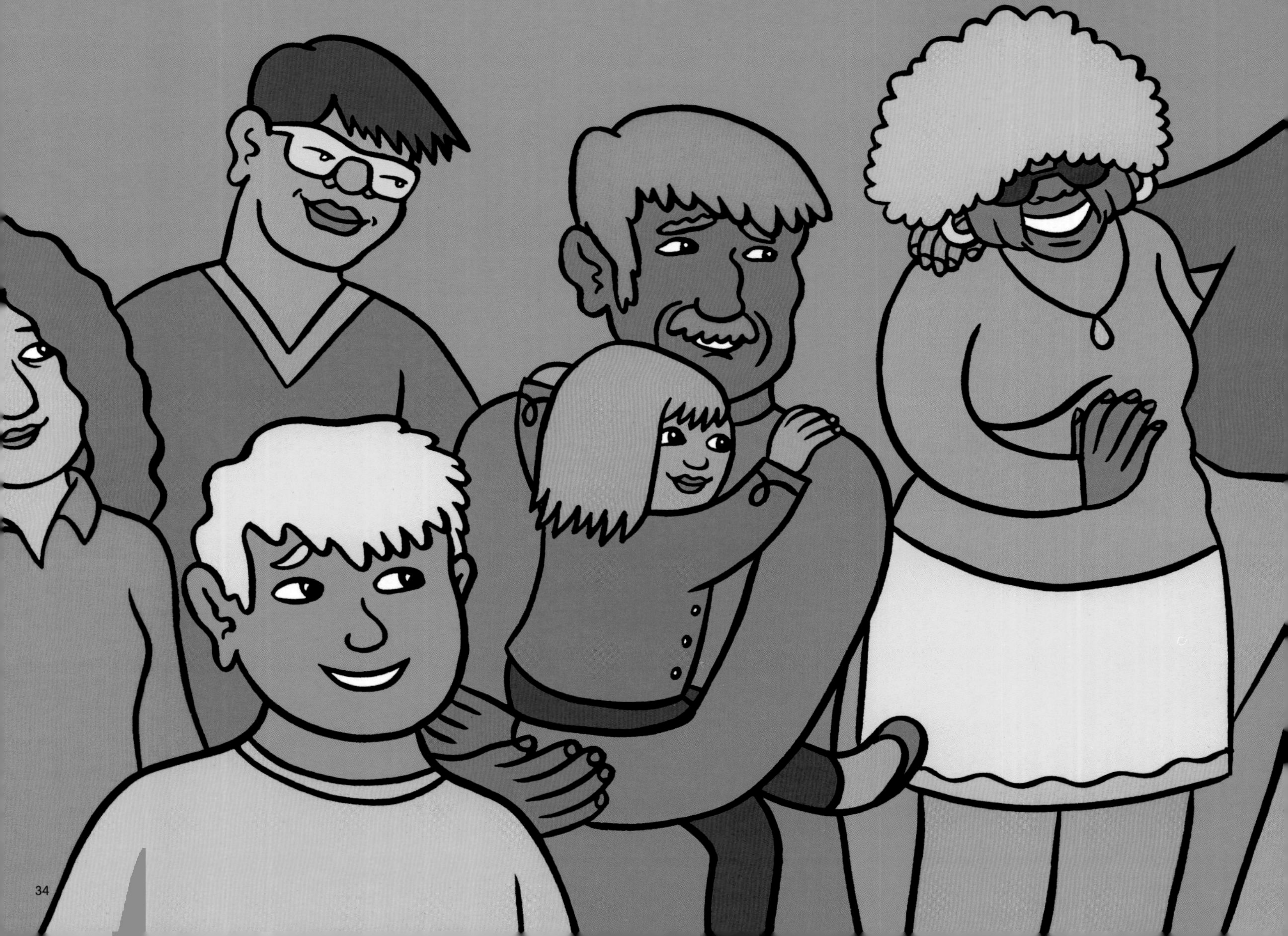

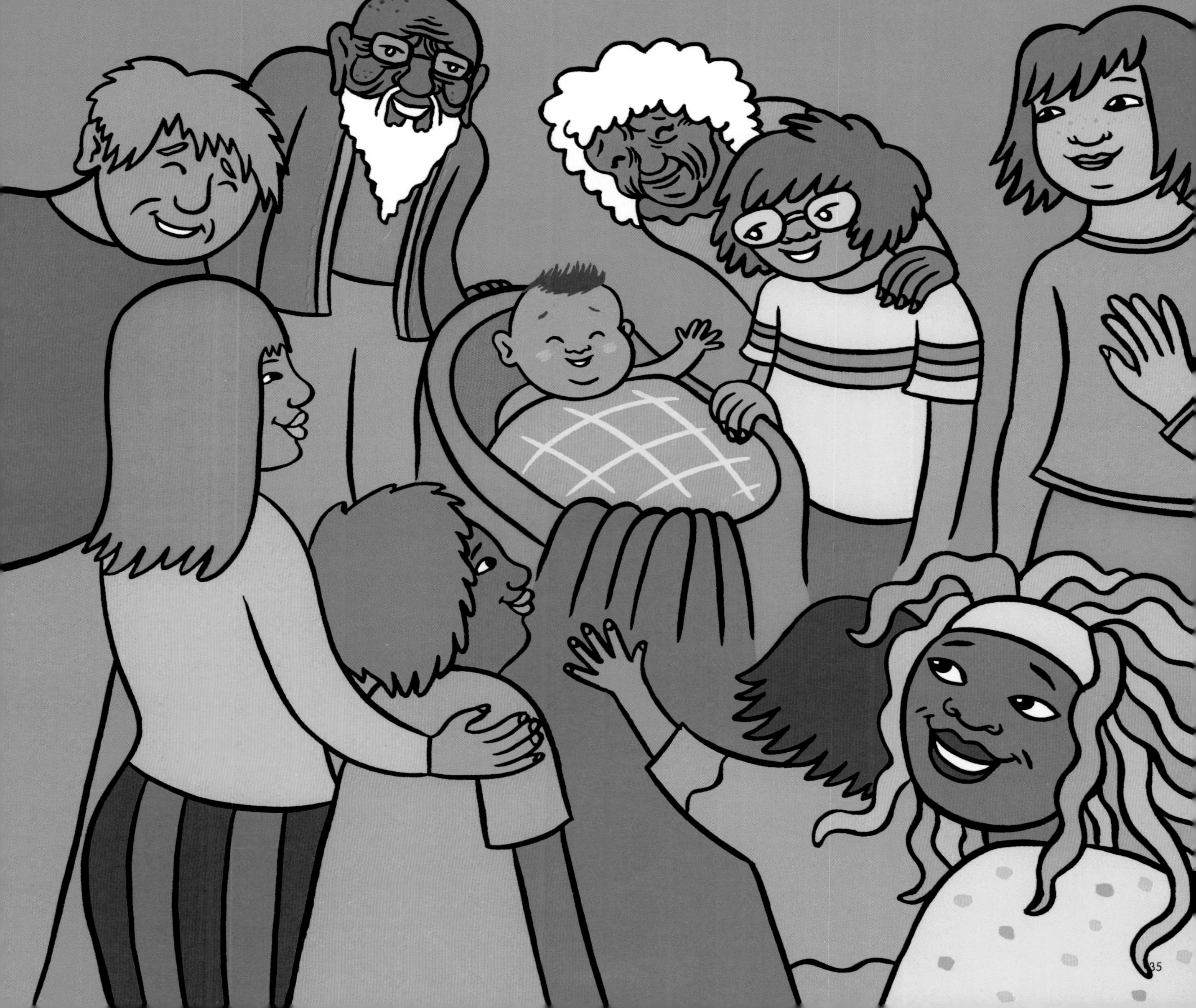

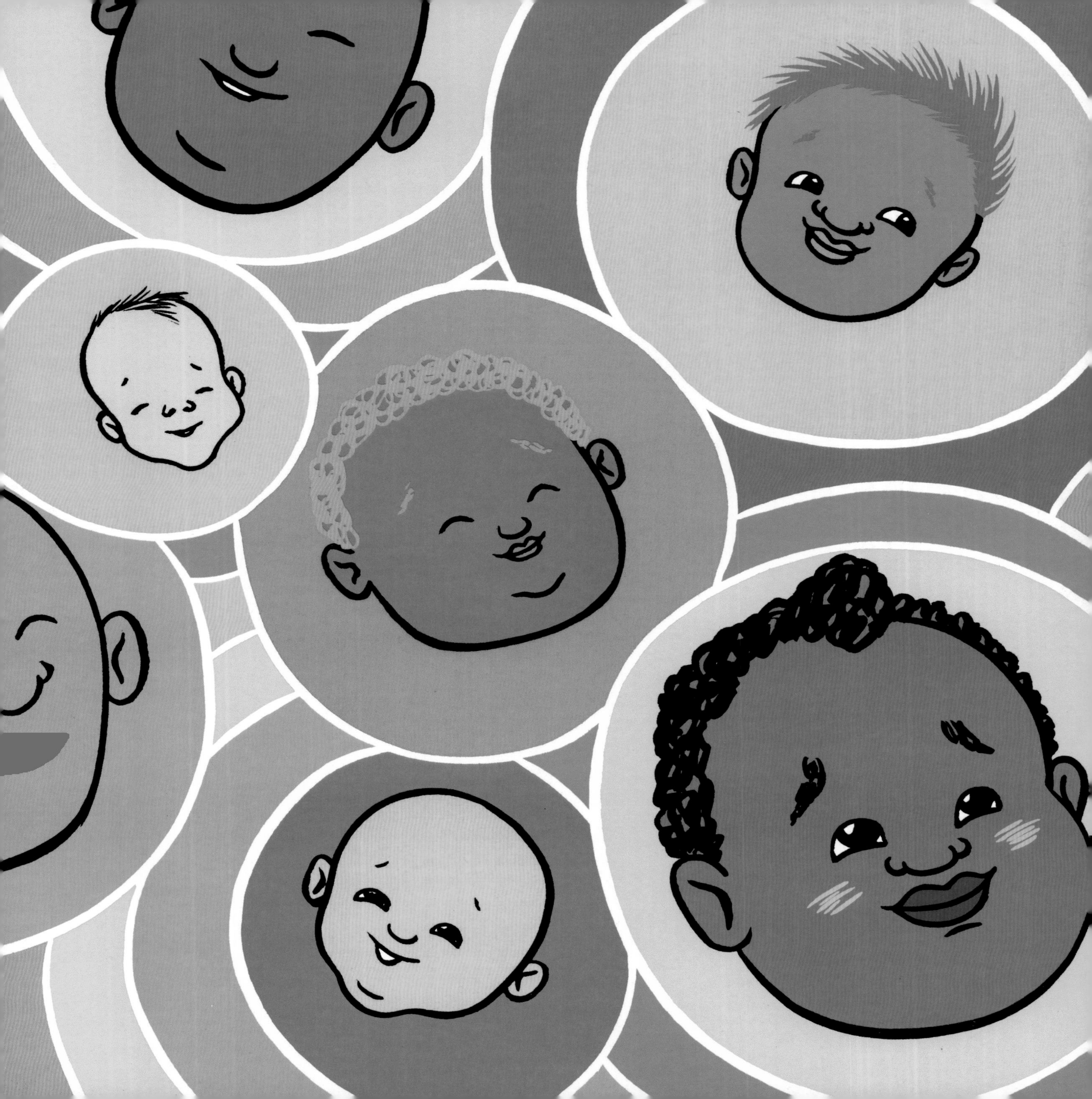